La Médecine face à l'Au-delà

Dr Jean-Jacques Charbonier
Anesthésiste réanimateur

La Médecine face à l'Au-delà

Pour la première fois, des médecins parlent…

Troisième édition

GUY TRÉDANIEL ÉDITEUR
19, rue Saint-Séverin
75005 Paris

Du même auteur

Coma dépassé, C.L.C., 2001.
Derrière la lumière, C.L.C., 2002.
Éternelle jeunesse, C.L.C., 2004.
L'après-vie existe, C.L.C., 2006.
La Mort décodée, Exergue, 2008.
Les preuves scientifiques d'une Vie après la vie, Exergue, 2008.
Histoires incroyables d'un anesthésiste réanimateur, Le Cherche Midi, 2010.

Pour contacter l'auteur et visiter son site : www.charbonier.fr

ISBN : 978-2-8132-0256-7

www.editions-tredaniel.com
info@guytredaniel.fr

« La quantité de preuves de la survie après la mort est telle que les ignorer revient à se tenir face à l'Everest et à affirmer obstinément qu'on ne voit aucune montagne ».
Colin Henry Wilson

« Le dénigrement est la passion de l'insuffisance ».
Jean-Jacques Rousseau

Table des Matières

Troisième partie
L'expérience transcendante

Quatrième partie
Médecine et médiumnité

Avant-propos

Ils sont médecins, chirurgiens, urgentistes, anesthésistes, infirmiers ou bien simples soignants et, pour la première fois, dans ce livre, ils ont enfin osé parler de leurs expériences hors du commun avec ce que certains appellent l'au-delà.

Le titre de ce livre est volontairement provocateur car il associe une profession fortement influencée par un courant de pensées réputé rigoureux et scientifique à un domaine dont le caractère ésotérique n'échappera à personne. Cependant, malgré les apparences, nous verrons que la médecine et l'au-delà peuvent se présenter comme deux univers fort différents qui se rejoignent sur bien des points pour agir en synergie, non seulement au moment de la mort, mais aussi pour traiter des maladies ou, encore plus surprenant, en amont de ces périodes fatidiques afin de nous maintenir en bonne santé physique et psychique.

En Occident, et surtout en France, celui qui évoque l'au-delà passe volontiers pour un doux dingue ou un farfelu. L'expression est taboue et difficilement définissable car de nombreuses questions demeurent sans réponse. Au-delà de qui et de quoi ? De quelle(s) limite(s) parle-t-on ? De quelle(s) réalité(s) s'agit-il ?

L'au-delà est-il un lieu qui débute aux confins de notre univers ou une période située après notre mort terrestre ?

En réalité la définition est beaucoup plus subtile que cela. La majorité de nos contemporains ne sait raisonner que par l'intermédiaire d'un espace-temps dont la relativité n'est plus à démontrer, et classe une fois pour toutes ce mot composé dans le vaste tiroir réservé aux mystères de l'ésotérisme, avant de le refermer précipitamment avec le plus grand des mépris. Déterminer l'au-delà par un quelconque modèle temporo-spatial serait nécessairement faux et réducteur, comme le souligne la physique quantique qui pointe du doigt le caractère aléatoire de toute observation évoluant dans un système à quatre dimensions.

Mais rassurez-vous, mon propos ne sera pas d'expliquer ou de démontrer quoi que ce soit ayant trait aux subtilités d'un monde invisible. Non, je laisse cela aux agitateurs des consciences adeptes des théories fumeuses. Compte tenu de la faiblesse actuelle de nos connaissances sur « l'après-vie », et quoi qu'en dise bon nombre d'intellectuels imbus d'un savoir pourtant très insuffisant sur le sujet, vouloir rationaliser à tout prix l'irrationnel ne me semble pas raisonnable. D'autre part, bien que la physique quantique semble être actuellement la piste scientifique la plus ouverte dans ce domaine, n'étant pas un spécialiste de cette discipline, je ne m'estime pas suffisamment compétent pour m'aventurer outre mesure sur ce terrain glissant.

Je n'ai pas non plus la prétention de vouloir imposer à mes contemporains la rigidité d'un raisonnement quelconque pour éclairer une incompréhensible phénoménologie, ni d'inciter à adhérer à des croyances particulières. Je ne suis ni un génie ni un gourou ; ce qui, soit dit en passant, revient strictement au même puisque celui qui se prend pour un Einstein en herbe subjugue malgré tout par son aplomb une minorité de disciples béats qui l'adulent volontiers comme un gourou. La seule fierté de l'épouse du dit Einstein étant cependant de pouvoir prétendre qu'elle n'est pas la moitié d'un con...

Je souhaite simplement rapporter ici des témoignages sincères et authentiques relatifs à l'au-delà en les éclairant par des réflexions qui sont issues d'un long exercice professionnel vécu auprès des comateux et des mourants. Rien de plus. Ces expériences extraordinaires sont relatées par des gens ordinaires, mais aussi et surtout, par des personnes travaillant dans un milieu médical peu enclin à s'exprimer sur des sujets réputés sulfureux. Nous verrons également que d'autres soignants qui interviennent sur des malades par le biais d'activités de guérisseurs, de spirites, de médiums ou de magnétiseurs obtiennent parfois de surprenants résultats en faisant appel à des sources énergétiques qui, selon eux, viendraient d'un univers qui nous est totalement étranger. J'espère que chacun trouvera dans cet ouvrage matière à alimenter ses propres croyances ou ses propres convictions. Je n'ai jamais fait et ne ferai jamais de prosélytisme.

Cela fait plus de vingt-trois ans que j'exerce mon métier de médecin anesthésiste réanimateur. Durant cette longue période, j'ai vu revenir à la vie de nombreuses personnes victimes d'arrêts cardiaques. J'étudie les expériences de mort imminente (EMI) ou near death experiences (NDE) – que l'on peut désormais qualifier d'expériences de mort provisoire (nous en verrons les raisons dans cet ouvrage) – et les états de conscience modifiés depuis le début de ma carrière. Plus j'avance dans mes recherches sur ces sujets et plus je me rends compte de l'étendue de notre ignorance sur le devenir de la conscience en période de coma, au moment de la mort et même au cours de certaines anesthésies générales. Les rationalistes matérialistes qui pensent pouvoir tout expliquer par des dérèglements du fonctionnement cérébral, de la géométrie dans l'espace ou par d'autres théories plus ou moins fumeuses ne sont toujours pas parvenus à expliquer comment certains patients en état de mort cérébrale sont capables de voir, d'entendre et de comprendre ce qui se produit à distance de leur corps au moment même où le cerveau n'a plus aucune activité électrique décelable !

Plus je progresse dans ces études et plus je deviens humble devant l'inexplicable. En fait, compte tenu de ce que m'a appris l'ensemble de mes recherches portant sur l'existence d'une vie après la mort, tout me porte à croire aujourd'hui en ce que les habitants de cette planète appellent Dieu. Attention, je dois préciser ici que le mot « Dieu » employé à plusieurs reprises dans le texte n'a aucune connotation religieuse particulière. Cette évocation d'ordre rhétorique est utilisée par « facilité d'écriture » pour désigner une force supérieure dirigeant le destin de l'humanité et de tout ce qui nous entoure. En précisant cela, je ne suis pas très original. Bien avant moi, de nombreux scientifiques réputés pour le sérieux de leurs travaux ont déjà fait référence à Dieu ; Albert Einstein s'est demandé si Dieu ne jouait pas aux dés ; le célèbre cosmologiste Stephen Hawking nous a prédit que nous allons connaître très bientôt « l'esprit de Dieu » ; le Prix Nobel de physique 1988, Léon Lederman, a naturellement assimilé la particule élémentaire à une « Particule divine » (*The God Particle*) ; un autre Prix Nobel de physique plus récent, Georges Smoot, a déclaré en 2006 qu'observer en détail certains rayonnements revenait à voir la face de Dieu. Détail de la plus haute importance : je rappelle que je n'appartiens à aucun mouvement religieux, philosophique, associatif ou sectaire. « Dieu merci », malgré quelques tentatives de récupérations infructueuses, j'ai pu garder mon indépendance. Toutefois, pour être tout à fait honnête et objectif sur certains propos de ce livre, il faut également indiquer que son auteur a reçu une éducation catholique classique à laquelle il n'adhère pas sur bien des points. Je suis effectivement en franche opposition avec certaines prises de positions sociétales de Benoît treize et trois. Oui, je juge le benêt bien peu large d'esprit quand il veut par exemple restreindre l'usage du préservatif – qui est à ce jour, comme chacun sait, le seul moyen efficace pour lutter contre la propagation du virus faucheur de vies – ou qu'il conseille de faire l'amour uniquement pour procréer. Les hommes d'Église devraient se mêler de ce qui les regardent et surtout de ce qu'ils connaissent. En matière de sexualité, ils ne sont parfois pas très exemplaires eux non plus… Pour terminer ce rapide autoportrait, je précise aussi que mes idées politiques sont nettement orientées à gauche et que mes lectures favorites ne sont pas nécessairement ésotériques.

Comme nous le constaterons dans de nombreux cas relatés, accepter la toute puissance divine permet de surmonter n'importe quels obstacles, y compris ceux relatifs à la maladie et à la mort. Un des objectifs de ce travail d'écriture est d'être rejoint sur ce point par un maximum de lecteurs.

Mais ce livre a aussi une autre ambition, qui est de démontrer que prendre en considération l'existence d'un monde invisible est une clé essentielle pour rester en bonne santé et soigner différemment avec efficacité n'importe quelle pathologie. Il est grand temps de rapprocher les thérapeutiques occidentales d'autres techniques de soins plus holistiques axées sur la spiritualité. En intégrant l'existence de l'au-delà, nous pouvons tous apprendre à élever notre niveau de conscience et à développer des capacités pour pouvoir nous guérir autrement. Cette « auto-guérison » n'est absolument pas réservée à une élite ; elle est en nous, ancrée au plus profond de notre être. À nous de savoir l'utiliser en acceptant de nous ouvrir à une autre réalité.

Enfin, je voudrais profiter de cet avant-propos pour répondre à une question que de nombreux lecteurs me posent dans leurs courriers ou à l'occasion de nos différentes rencontres. Qu'ils sachent que leurs interrogations sur mes motivations profondes d'action sont aussi les miennes ; il est donc probable que mon argumentation les laisse sur leur faim. En effet, si l'on me demande pourquoi je dépense autant d'énergie, de temps et d'enthousiasme pour soutenir *mordicus* au fil de mes écrits, ou de mes apparitions publiques, que l'après vie existe en prenant autant de risques pour ma carrière professionnelle et ma vie familiale, je ne peux que leur dire que je n'en connais pas moi-même la ou les raisons les plus intimes. J'ai longtemps essayé de comprendre cette énigme sans en trouver la moindre explication. Quel est le moteur de tout ça ? L'argent ? Peu crédible ; mettre sur le tapis un métier où l'on gagne confortablement sa vie pour la carrière d'un simple écrivain conférencier n'en vaut nullement la chandelle ! La notoriété ? Absurde ; une réputation de médecin spécialiste en réanimation peut au contraire être rapidement balayée par des propos jugés trop marginaux ou trop fantaisistes ! Alors, me direz-vous, si ce n'est ni l'argent ni la notoriété ; c'est quoi ? En fait, je m'interroge tous les jours à ce sujet. Un vrai mystère. Mais faut-il vraiment chercher à tout comprendre ? Nos pulsions, nos intuitions et nos actions ont-elles nécessairement une signification rationnelle ? Avons-nous toutes les clés ? Je ne le pense pas. Nous sommes embarqués sur un Océan de vie, chacun sur un bateau plus ou moins grand, plus ou moins rapide, plus ou moins confortable ; il est vrai que certains voyagent en première classe pendant que d'autres rament comme des malades sur des radeaux de fortune… Mais chaque itinéraire compte et il n'en existe pas un seul qui soit plus important qu'un autre. C'est ainsi que je vois les choses. Un immense courant nous porte vers une destination inconnue et il serait vraiment présomptueux de prétendre qu'il nous est possible de contrôler parfaitement sa trajectoire. Nous pouvons tout au plus donner de temps en temps un coup de gouvernail à droite ou à gauche en essayant tant bien que mal de ne pas chavirer ; c'est tout. Bien peu de chose en fait. C'est certainement ce « petit coup de gouvernail » que beaucoup appellent le libre arbitre. À ce propos, l'aphorisme de Paulo Coelho me plaît bien :

Tout être humain a une légende personnelle à accomplir et celle-ci est sa raison d'être dans ce monde. Sa légende personnelle se manifeste au moyen de l'enthousiasme pour sa tâche (COELHO P., *Comme le fleuve qui coule,* Flammarion, 2006, p. 128).

Aussi incroyable que cela puisse paraître, toutes les histoires relatées dans ce livre sont bien réelles et je remercie infiniment les personnes qui ont bien voulu me confier leurs témoignages sans être placées sous le couvert de l'anonymat. Elles ont accepté le risque de sembler ridicules aux yeux des vaniteux qui ne comprennent pas grand-chose et qui pensent pouvoir tout expliquer. Tout bien réfléchi, rien de bien grave…

Dans une première partie intitulée « *L'existence de l'esprit* », seront relatées des expériences troublantes, observées au moment de la mort, qui suggèrent fortement la présence d'une « entité » dissociable du corps matériel. En différenciant la spiritualité du monde des religions, nous tenterons ensuite d'analyser les raisons du rejet du concept de l'esprit par la grande majorité de la communauté scientifique et nous tenterons de comprendre pourquoi cette aversion est particulièrement exacerbée dans notre beau pays ! Nous mettrons en évidence les pouvoirs de la psyché sur la guérison et évoquerons les éventuelles actions thérapeutiques de la pratique du spiritisme.

La deuxième partie, « *Le pouvoir de la prière* », livrera quelques « secrets » détenus par de rares initiés, pour par exemple réduire la douleur des brûlures, stopper des hémorragies ou réussir un sevrage tabagique. Toutefois, seront mis en exergue dans ces chapitres davantage les comportements à adopter pour rejoindre les valeurs spirituelles que les véritables « recettes » servant à prier ou à méditer. Par le biais d'exemples concrets, nous verrons que la prière peut avoir parfois des résultats spectaculaires pour sauver des états cliniques jugés désespérés, mais aussi une action apaisante et bénéfique pour accompagner les comateux et les mourants.

La troisième partie de ce livre sera consacrée à « *L'expérience transcendante* » vécue par des soignants ou par de simples patients dans des périodes de coma ou au cours d'états de mort provisoire. Nous mettrons en évidence les changements de personnalités engendrés par ces expériences bouleversantes en distinguant la part du rêve et de la réalité.

Enfin, la dernière partie « *Médecine et médiumnité* » fera le lien entre le monde scientifique et le monde spirituel en proposant un modèle de cerveau « émetteur récepteur de consciences » par le biais de différentes expériences médiumniques éclairées par les plus récentes découvertes des chercheurs en neurosciences. Compte tenu de ces nouvelles connaissances, des conseils médicaux seront donnés pour exercer au mieux la médiumnité et optimiser la réception des messages.

PREMIÈRE PARTIE

L'existence de l'esprit

CHAPITRE 1
Sentir le truc

Je venais de faire sortir un patient de mon bureau de consultation lorsque ma secrétaire bascula sur mon téléphone une étrange communication. Mon interlocuteur semblait pressé de me rencontrer. Il avait franchi avec succès le filtre impitoyable des coups de fil indésirables en faisant état de son métier de chirurgien au CHU de Toulouse. Sa voix était celle d'un homme mûr et sûr de lui. Il ne souhaitait pas donner le ou les motifs d'un rendez-vous qu'il tenait à organiser dans les plus brefs délais en dehors de nos lieux de travail. « Vous êtes trop connu et moi aussi ; il faut que nous nous voyons à l'extérieur. Je ne veux pas que l'on puisse nous voir ensemble et que tout ça ait l'air d'avoir été préparé » me dit-il l'air gêné. Malgré mon insistance à vouloir éclairer le mystère, mon confrère resta de marbre. « Désolé mais je préfère ne pas en dire plus au téléphone, on ne sait jamais… » ajouta-t-il encore. J'aurais pu raccrocher et en rester là mais, piqué par la curiosité, j'eus très envie d'en savoir plus. Nous convînmes donc d'un rendez-vous dans un café animé au centre de Toulouse le lendemain à dix-huit heures.

J'étais attablé devant un verre de bière lorsqu'il arriva vers moi d'un pas décidé avec vingt bonnes minutes de retard. Il me fit un petit signe de la main et interpella un garçon pour commander sa consommation. Je profitai de cet instant de flottement pour enclencher mon *iPhone* sur la position enregistrement. Qui s'inquiéterait de la présence d'un téléphone portable sagement posé sur une petite table de bistro ? Je ne ferai pas la description physique du bonhomme qui souhaite garder l'anonymat. Pour la même raison, je n'évoquerai pas non plus cette sorte de tic nerveux qui ponctuait ses phrases. Avec son autorisation, je reproduis ici notre conversation.

Après un échange de banalités sur les difficultés de circulation aux heures de sorties des bureaux, il attaqua sans délai le motif de notre entrevue.

– Je vous ai vu à la télé la semaine dernière quand vous avez expliqué que vous aviez senti une sorte de présence qui sortait du corps d'un accidenté au moment de son décès et c'est pour ça que je voulais vous voir, me dit-il le regard concentré sur ses doigts alignés sur le rebord du guéridon.

Il me fit penser à un pianiste tendu devant son clavier avant d'attaquer le début d'un concert en solo.

– Oui, dans l'émission consacrée au paranormal ?

– Exact ! Je ne regarde jamais cette chaîne et là je zappe et paf !... je tombe sur vous ou plutôt je retombe sur vous parce que j'avais déjà vu cette émission le mois dernier ; elle a été rediffusée la semaine dernière et je vous revois au même moment et dans les mêmes conditions. Curieux non ?... Oui, bon, enfin, voilà, après vous avoir entendu une deuxième fois, je me suis dit : va le voir pour lui raconter ton truc comme ça, il verra qu'il n'est pas le seul à avoir ressenti ça.

– Pourquoi, vous avez vécu la même chose que moi ?

– Oui, à deux reprises. La première fois c'était à la fin d'une vilaine opération qui s'était mal passée parce qu'il y avait une grosse hémorragie impossible à contrôler ; ça pissait la rage et quand le cœur s'est arrêté, j'ai senti un truc qui est parti du corps. Ce truc était exactement comme vous l'avez dit à la télé : une sorte de présence joyeuse qui quittait le corps. Mon instrumentiste aussi l'a sentie. Elle m'a regardé toute étonnée et m'a dit : Merde alors ! C'était quoi ça ? Je crois que ce truc nous a tellement chamboulés tous les deux que nous n'en avons jamais plus reparlé. C'est curieux parce que je suis sûr qu'en fait on a eu la même perception au même moment.

– Et vous n'avez jamais eu l'occasion d'en reparler avec elle ?

– Non jamais. Après le décès du patient, on était trop contrariés de l'avoir perdu. Et puis j'avais plein de choses à faire ; prévenir la famille, le médecin traitant, tout ça. Ensuite, ni elle ni moi n'avons eu l'occasion d'en parler. Sans doute une sorte de pudeur, j'en sais rien. Quand elle m'a dit : « Merde alors ! C'était quoi ça ? » je n'ai pas répondu, mais elle a dû comprendre que moi aussi j'avais senti la même chose qu'elle. C'était impossible de ne pas avoir senti ça en étant si près l'un de l'autre ; elle était en face de moi ! C'était comme une présence vivante qui quittait le corps… Pfft ! Enfin vous savez bien ce que je veux dire…

– Vous dites avoir eu une deuxième expérience ?

– Oui, la deuxième fois, c'était en tout début d'intervention. L'anesthésiste venait d'injecter l'antibiotique que je lui avais demandé, et presque aussitôt j'ai senti la même chose… Pfft ! On a massé le cœur pendant plus d'une heure mais il n'est jamais reparti. Choc anaphylactique à l'antibiotique… Irrécupérable ! Imparable… Mais moi je savais bien qu'on ne le récupérerait pas à cause de ce truc-là que j'avais déjà senti une première fois.

– Ces expériences vous ont-elles changé dans votre façon d'envisager la mort ?

– Non, pas du tout… En fait je suis catholique pratiquant et je crois en la survie de l'âme. J'ai la foi. Je n'avais pas besoin de cette expérience pour croire…

– Mais pourquoi ne pas en parler autour de vous ?

– De quoi, de ces deux expériences ?

– Oui, bien sûr. En le faisant, vous aideriez des gens à avoir moins peur de la mort. En leur disant que vous avez perçu quelque chose de vivant quitter le corps au moment de la mort, vous leur donneriez l'espoir que…

– Non, je ne me sens pas capable de faire ça !… Vous savez, malgré les apparences, je suis assez timide. Je n'aimerai pas être comme vous la cible de tous ces cons qui se moquent de ces trucs-là. Et puis il y a aussi une sorte de pudeur sans doute, j'en sais trop rien. Je préfère que vous fassiez ça à ma place. Vous le faites très bien d'ailleurs… C'est pour ça que je voulais vous voir ; pour que vous puissiez en parler à ma place. J'ai pas mal voyagé dans ma vie. On est entouré de cons en France vous savez… Si on était dans un autre pays, je réagirai peut-être différemment mais ici, excusez-moi, je ne peux vraiment pas…

Je n'eus aucune difficulté à retrouver l'assistante du chirurgien. Devant mon insistance, mon confrère avait finalement eu la gentillesse d'accepter de me révéler son identité. L'instrumentiste répondit très aimablement à toutes mes questions. Notre conversation téléphonique fut brève et concise. Oui, elle se souvenait parfaitement de cet instant privilégié car elle aussi avait « senti le truc » que son patron m'avait décrit. Non, elle n'en avait jamais parlé à personne, ni à ses proches, ni à sa famille, ni à son mari, ni même à celui avec qui elle travaillait encore tous les jours, et qui avait vécu cette incroyable expérience en même temps qu'elle ; j'étais le premier. Pourquoi ? Une seule et unique raison : la peur ! La peur de quoi, de qui ? « La trouille c'est tout ! En fait je ne sais pas pourquoi, mais tous ces machins paranormaux me flanquent la trouille et je préfère ne pas en parler… » avait-elle ajouté sobrement avant de me dire au revoir.

Bien que difficilement avouables, les manifestations visuelles ou physiques des sorties de « quelque chose de vivant » qui pourrait correspondre à ce que l'on appelle « l'esprit » au moment du décès ne sont pas rares. J'ai reçu de nombreux témoignages attestant l'existence de ce phénomène.

°°°

Un brouillard bleuté s'est dégagé de la partie supérieure du corps de mon père au moment de son décès. C'était comme une sorte de fumée.

Dr Jean-Pierre Postel, Chef de service de réanimation de l'hôpital de Sarlat

°°°

J'ai eu l'occasion d'accompagner en fin de vie une dame âgée qui était dans le service où je travaillais. Au bout de quelques jours cette dame est décédée comme l'avaient prévu les médecins du service. J'étais près d'elle à ce moment-là pour prier et pour lui parler à ma façon. J'ai vu comme une petite fumerolle d'un gris bleuté qui s'envolait de son crâne et ça m'a stupéfaite.

Martine Bouzer

°°°

Il m'arrive de sentir ou de visualiser quelque chose qui part du corps au moment du décès. Instinctivement, j'ouvre la fenêtre pour laisser l'âme s'envoler...

Cathy Cavaleiro, infirmière en réanimation

°°°

Au moment où ma mère est partie de l'autre côté, j'ai senti comme un souffle très léger pendant que mon cerveau bien instruit me disait qu'il s'agissait certainement d'un relâchement musculaire ou d'un dernier souffle, mais mon intuition était persuadée d'une réponse ou d'un message pour me dire : « oui, je suis partie et tout va bien », d'où cette paix que j'ai ressentie et que je ressens encore. Tous ces scientifiques qui refusent l'idée de ne pas contrôler tout ce qui les entoure sont bien orgueilleux, eux qui ne savent même pas expliquer l'infinité de la galaxie. Quels prétentieux !

Claire Marquet, informaticienne

°°°

Le chirurgien m'annonce qu'il ne peut plus rien pour ma mère, ses intestins se sont nécrosés, elle en a pour très peu de temps à vivre. Elle est dans sa chambre. Suite à son opération, ils ne la réveilleront pas, ils l'ont mise sous très haute dose de morphine pour qu'elle ne souffre pas. Je lui prends la main. Elle est sous respirateur artificiel avec des tuyaux dans la bouche. Je lui dis que je suis là, que je ne la quitterai pas. Les derniers moments de sa vie se sont déroulés comme un accouchement. Je suis restée toute la nuit avec elle en lui tenant la main. Au petit matin, vers six heures, j'ai éprouvé le besoin de réciter un « Notre Père » et un « Je vous salue Marie ». Par-delà tous ses tuyaux, ma mère a souri, son visage s'est éclairé. La clarté de son visage s'est ensuite dirigée vers le haut de sa tête. Et j'ai alors vu ma mère, son esprit, la lumière qu'elle était vraiment par-delà son corps physique, quitter son corps ! Son corps respirait toujours, mais ma mère était partie, ça, je le savais. Je pouvais rentrer chez nous rejoindre mon mari et mes enfants. J'ai reçu le cadeau de voir la Lumière de ma mère quitter son corps.

Sylvie Sauvageot

°°°

Lorsqu'elle est morte, je la tenais dans mes bras et j'ai senti quelque chose passer à travers la poitrine qui s'échappait de sa tête. Je ne sais pas décrire ce quelque chose qui était indéfinissable. Le mot le plus approprié serait une sorte d'onde mais, là encore, le terme ne me convient pas. Ce n'était ni agréable ni désagréable ; c'était. Ce que j'ai vécu étant de l'ordre du ressenti, je sais bien que cela ne peut être scientifiquement établi.

Professeur Corinne Azzopardi

Quelques fois encore, la sortie de l'esprit au moment de la mort se manifeste par d'autres phénomènes physiques sous diverses perceptions sensorielles auditives, olfactives ou télépathiques. Ces ressentis énergétiques peuvent se produire à des kilomètres de celui ou de celle qui quitte ce monde :

Mon frère était anesthésiste réanimateur. Très matérialiste, il passait son temps à acheter toutes les nouveautés en matière d'audio-vidéo, auto et moto. « Ironie du sort », c'est avec son dernier jouet flambant neuf qu'il s'est tué, percuté à trente kilomètres heure par une vieille dame en deux chevaux. Au moment précis de sa mort, je travaillais à rédiger un article chez moi. Je me souviens avoir regardé ma montre ; il était seize heures. J'ai été prise d'une fatigue intense, irrésistible, d'une lassitude telle que je n'ai pas pu résister. Croyez-moi, ce n'est pas dans mes habitudes de m'endormir devant mon travail ! Je suis allée m'allonger pour tomber dans une sorte de coma de deux heures. Plus tard, tout s'est effondré lorsque ma mère m'a téléphoné pour m'annoncer le décès accidentel de mon frère. Longtemps après ce jour, j'ai compris que j'avais ressenti ce qui était arrivé à mon frère : l'accident, la perte d'énergie, la mort… Et je peux aussi affirmer que par sa mort, et depuis celle-ci, il communique avec moi et m'envoie beaucoup de signes de sa présence. J'entretiens avec lui et son esprit une curieuse relation. Je sais qu'il essaie de me protéger.

Sophie Mouton, journaliste

°°°

Le dimanche 21 janvier 2007, après l'ablation d'une tumeur cancéreuse de l'ovaire, ma sœur aînée se retrouve en réanimation à Paris. Ma sœur cadette me téléphone pour m'en avertir. Il est 16 heures. À 17 h 30 me voilà au volant de ma voiture. Tout à coup une odeur de cire d'une bougie que l'on vient d'éteindre se répand dans l'habitacle. Mon fils me dit de m'arrêter pour regarder le moteur. J'obtempère : rien à signaler du côté mécanique. Vers 18 h 15 le téléphone sonne. À peine ai-je eu le temps de reconnaître la voix de mon beau-frère que je lui dis : « Je sais pourquoi tu m'appelles, elle est morte ! » Et je ne m'étais pas trompée… Avant d'aller là-haut où il y a tellement de lumière, ma sœur a éteint la lumière d'en bas. L'odeur de cire était le message pour me dire qu'elle partait. Rien de plus facile à interpréter. L'hôpital a déclaré le décès à 17 h 30. Le lendemain en ouvrant mes volets, je constate un dessin géométrique dans la cour car il avait neigé la veille. Il n'y avait aucune empreinte de pas humains ou d'animaux tout autour. Les traits étaient nets comme tracés minutieusement à la règle. Quelques heures après les obsèques, en préparant ma salade, silence absolu dans la maison et j'entends à l'oreille « salut ». C'était la voix de ma sœur !

Marie-Hélène Marco

°°°

J'ai perdu accidentellement mes parents à l'âge de vingt-quatre ans et je suis certaine aujourd'hui d'avoir été en cet instant en relation télépathique avec ma mère. Nous les attendions dans la matinée d'un 11 novembre (ils habitaient à 70 kilomètres de chez nous) pour passer la journée ensemble et, à dix heures vingt, je suis allée trouver mon mari qui bricolait à l'extérieur de la maison en lui disant qu'il était arrivé quelque chose à mes parents. Très étonné de me voir aussi anxieuse, il a d'abord tenté de me rassurer et, comme j'insistais, il a pris la voiture et a fait quelques kilomètres à leur rencontre mais en vain... Les heures ont passé et, à treize heures trente, on est venu nous annoncer l'accident de mes parents qui aurait eu lieu vers dix heures trente, soit au même moment de mon ressenti. Je pense que lors du choc (il y a eu quatre morts et des blessés graves), maman, avec qui j'étais très liée, a communiqué avec moi. Je n'avais aucune raison d'avoir peur de cette disparition puisque mes parents étaient en très bonne santé; pourtant quelque temps plus tôt j'avais dit à des proches que j'avais très peur qu'il arrive quelque chose d'horrible à ma mère...

Évelyne Clavier

°°°

Annek Rousse est soignante dans un service d'aide à domicile. Elle a vécu une expérience très particulière au moment du décès de sa mère :

Ce jour-là, ma journée s'était déroulée le plus platement possible : réveil, tournée, repas, après-midi libre, repas, courte soirée et je suis allée me coucher. Je m'allonge, j'éteins la lumière et sitôt dans l'obscurité, yeux ouverts, j'ai vu des lumières blanches qui défilaient à très grande vitesse. Je me suis sentie attirée hors de moi, comme si je partais par ma tête, ça s'accélérait de plus en plus. Je me sentais partir. J'avais l'impression de ne plus rien maîtriser, comme si on me tirait vers le haut, toujours plus vite, toujours plus loin. Ce n'était pas serein comme sensation... La peur était là aussi, la peur de mourir ! Même si je ne dormais pas, j'ai secoué ma tête pour me forcer à me « réveiller ». Je me suis parlée à haute voix : « Eh oh, où tu vas ? Reste là ! » J'ai allumé la lumière et tout s'est arrêté. Je suis restée un moment comme ça, un peu sonnée, à me sermonner pour me rassurer, me disant que je devais être fatiguée, surmenée et que ce devait être une sorte de malaise. J'ai de nouveau éteint, en laissant la main sur l'interrupteur au cas où le phénomène se reproduirait… Rien. Soulagée, je me suis conditionnée pour trouver le sommeil et m'endormir.

Lorsque le téléphone sonna quelque temps plus tard, Annek Rousse sut avant de décrocher que c'était pour lui apprendre que sa mère venait de décéder. Elle m'indique dans sa lettre toute la difficulté de communiquer cette expérience hors du commun :

J'ai raconté tout ça à mes sœurs. Une a eu peur et s'est bouché les oreilles pour ne plus entendre et l'autre m'a dit d'arrêter de fumer la moquette ! Donc je n'en ai que très peu parlé… Ce n'est pas simple comme sujet !

ooo

Lydia Nikasinovic est enseignante et chercheur dans le domaine de la santé. Dans son courrier, elle évoque l'hypothèse d'une « circulation de l'esprit » qui pourrait se produire, non seulement au moment de la mort, mais aussi au moment de la conception, bien avant la naissance :

En lisant votre livre « Les preuves scientifiques d'une Vie après la vie », j'ai été particulièrement intéressée par l'idée que le corps astral puisse sortir du corps physique par la tête. Trois souvenirs me reviennent à ce sujet. Le plus récent, c'est lors de ma visite à ma collègue une heure avant son décès. Je suis allée la voir dans sa chambre d'hôpital. Elle n'était plus consciente et respirait difficilement. Avant de partir, je lui ai pris la main qui était glacée. Je l'ai embrassée précisément sur le haut du front. C'est le seul moment où elle a réagi alors que tous les autres contacts physiques restaient sans réponse. En l'embrassant je lui ai envoyé plein d'amour. Je savais que je ne la reverrai plus. Les deux autres souvenirs sont différents. Ils ne concernent pas la mort mais plutôt le début de la vie. Je n'en ai jamais parlé à personne car je me dis que l'on va me prendre pour une illuminée. Lors de la conception de ma première fille, j'ai eu, à un instant donné, une sensation spéciale. Une sorte de lumière qui n'en était pas une m'a pénétrée par le haut de mon front pendant quelques instants et je me suis sentie merveilleusement bien. Pour ma seconde fille, j'ai eu une sensation différente. Quelques heures après un rapport avec son père, j'ai été réveillée par une sensation assez forte au niveau de ma tempe. C'était comme si un petit oiseau très coloré était rentré dans ma tête à grande vitesse. Un peu comme les oiseaux qui plongent dans la mer pour attraper un poisson. J'avais ensuite la sensation d'être habitée. Et c'était vrai, comme allait le révéler les examens pour la grossesse. Finalement la question que je me pose est la suivante : de même que le corps astral se détache du corps physique lors de la mort, n'y aurait-il pas à l'inverse, une entrée de ce corps astral lors de la conception ? Ce serait assez logique non ?

En effet, en faisant abstraction des dogmes religieux concernant la naissance ou des diverses théories évolutionnistes ou créationnistes de la genèse humaine, on peut répondre qu'il s'agit là d'une hypothèse aussi crédible qu'une autre ; un esprit qui voyagerait au fil de vies successives à travers différents véhicules terrestres... Après tout, pourquoi pas ?

Marie de Hennezel est une psychologue et une psychothérapeute française bien connue qui a travaillé pendant dix ans dans la première unité de soins palliatifs de France, créée en 1987 à l'Hôpital international de la Cité universitaire de Paris. Elle anime de nombreuses conférences et des séminaires de formation à l'accompagnement des fins de vie en France et à l'étranger. Si on lui demande de quelle façon l'âme se sépare du corps au moment de la mort, elle répond en faisant elle aussi une analogie avec l'instant privilégié de la conception. Comme si une force particulière et indépendante était en mesure de venir « habiter » le corps de la future maman pour prendre ensuite son autonomie :

Nous avons su naître, pourquoi ne saurions-nous pas mourir ? Notre organisme a su naître. Il a su passer d'un milieu aquatique à un milieu aérien. Nous avons su ! Il ne faut pas oublier une chose : c'est l'enfant qui se fait naître. Les femmes qui ont accouché le savent. Ce n'est pas la mère qui met au monde, c'est, je le répète, l'enfant qui se fait naître. Lorsqu'on a vécu un accouchement, on sait ce que c'est que cette force qui nous traverse, contre laquelle on ne peut rien (DE HENNEZEL M., *Une vie pour se mettre au monde,* Carnets nord, 2010, p. 69).

À en croire certaines expériences, l'esprit aurait la possibilité de sortir du corps dans certaines circonstances. Le phénomène est classiquement décrit par beaucoup de personnes qui ont survécu à des arrêts cardiaques. Mais semblerait également survenir parfois spontanément au cours de la vie courante. Il existe de nombreux exemples de telles situations. J'ai sélectionné le cas de Ghyslaine Falaix car il est tout à fait typique de ce qui peut se passer en cas de danger imminent. Se sentant brusquement menacée par l'arrivée d'un terrible accident alors qu'elle conduisait ses deux filles Aurélie et Lætitia à Montpellier, cette jeune maman est sortie de son corps pour recevoir des informations télépathiques d'un être de lumière lui prodiguant de précieux conseils qui lui ont sans doute permis d'éviter le pire. Voici quelques extraits de son témoignage :

En l'espace d'une seconde, je perdis le contrôle de la voiture qui dérapa, mordit le côté droit de la chaussée et fit une tête à queue. Nous fûmes brinquebalées de gauche à droite. C'était très violent. Puis la voiture se souleva pour amorcer une série de tonneaux. Et ce fut à ce moment-là qu'il se passa quelque chose de totalement incroyable : je me trouvai d'un seul coup projetée dans une lumière aussi puissante qu'un soleil. Je n'étais pourtant pas aveuglée. Tout s'était ralenti. Je pouvais voir Lætitia à côté de moi qui paniquait. Je voyais aussi Aurélie sur son siège auto derrière moi. Elle serrait sa petite girafe dans ces bras. Elle aussi avait peur. Et moi j'étais au-dessus de tout ça et je voyais mon corps. J'étais au-dessus de mon corps. Une présence, un être féminin qui se trouvait encore plus haut s'adressa à moi par télépathie et me dit : « n'ai pas peur, surtout ne freine pas. Ne touche pas au volant. Ne fais rien. Il ne va rien se passer de grave. Il ne va rien vous arriver». J'étais bien. Je n'avais plus peur. Avec cette lumière qui m'entourait rien ne me paraissait plus réel que ce moment-là. Lætitia était terrifiée et s'agrippait comme elle pouvait pour amortir les chocs. Dans un calme total, je dis à mes filles : « n'ayez pas peur, il ne va rien nous arriver». En fait, j'étais comme une spectatrice de la scène. D'ailleurs je voyais parfaitement mon corps au-dessous et je pense même que si l'irrémédiable s'était produit, j'aurais pensé tout aussi calmement : tiens, je suis en train de mourir, sans plus d'émotion que ça. Ensuite mes filles ont crié très fort et ce sont ces hurlements qui m'ont fait réentrer dans mon corps. À cet instant tout devint normal ; la lumière disparut, le temps n'était plus ralenti mais se déroulait à une vitesse normale. Tout redevint d'un seul coup normal ; la pluie, le gris du ciel et de la route. La voiture se dirigea vers un fossé et puis l'impact final arriva. Le choc nous projeta en avant. La voiture s'immobilisa sur le côté. Nous sommes alors descendues toutes les trois de la voiture. J'ai pris ma petite Aurélie dans les bras et j'ai embrassé Lætitia. Je savais que le ciel était intervenu et je l'ai remercié en levant les yeux. J'avais été en contact avec l'invisible. Nous étions indemnes. (…) Pendant tout ce temps où j'étais dans cette lumière, dans cette autre dimension qui pour moi est le vrai monde, le temps n'était plus le même, il était comme ralenti. L'accident a dû durer tout au plus une minute et moi j'ai l'impression que je peux parler à l'infini de cette expérience. (…) Lorsque j'étais dehors sous la pluie après l'accident, j'ai demandé à Lætitia si elle avait vu cette lumière, ce soleil et elle m'a répondu agacée : « mais quelle lumière ? Quel soleil ? » Je n'ai pas insisté. J'avais été seule à vivre cette expérience et il fallait que je me débrouille seule avec ça.

CHAPITRE 2
Spirituellement sous-développés

Mon confrère chirurgien avait tout à fait raison de dire que le témoignage de son expérience de ressenti de sortie de corps serait mieux accueillie à l'étranger. Il suffit de dépasser nos frontières pour nous rendre compte de cette spécificité bien française ; oui, il n'y a hélas aucun doute à avoir là-dessus : nous habitons bel et bien un pays spirituellement sous-développé !

J'ai malheureusement pu constater à maintes reprises que lorsque l'on est un scientifique reconnu, il est chez nous particulièrement mal vu de faire état de sa croyance en Dieu, de sa foi en l'au-delà ou de son appartenance à une religion. Cette incompatibilité n'existe pas à l'étranger. Par exemple, mon confrère le Dr Melvin Morse, qui exerce le même métier que le mien aux USA, et que j'ai eu le plaisir de rencontrer en Belgique où nous étions invités à faire une conférence sur les expériences de mort imminente, ne connaît pas ce problème ; il évoque l'existence de Dieu sans retenue dans ses exposés et présente en toute liberté ses deux livres fameux devenus des best-sellers mondiaux intitulés « La Divine Connexion » et « Le contact Divin ». Il en est de même pour mon ami le Dr Mario Beauregard. Ce chercheur en neuroscience, agrégé du département de psychologie à l'université de Montréal et titulaire d'un doctorat en neurobiologie de l'université du Texas, a pu écrire son célèbre « Du cerveau à Dieu » sans être discrédité par ses pairs. Quant au cardiologue américain Maurice Rawlings, il évoque l'existence divine dans presque toutes ses publications. Sans parler des médecins brésiliens ou mexicains qui ont sur le sujet une totale liberté d'expression et même d'action !

Si nos plus proches voisins européens – avec une mention « très bien » pour l'Allemagne, la Suisse ou l'Italie – ne souhaitent pas voir griller les médecins qui s'intéressent à la spiritualité sur l'autel de la pensée unique matérialiste, l'expérience m'a montré que la simple allusion à l'existence d'une vie après la mort est sur notre territoire une entreprise plus que périlleuse. Les réflexions de certains de mes confrères sont à ce propos déconcertants de bêtise et ne méritent aucun commentaire. Voici un petit échantillon du florilège :

Moi aussi je crois en Dieu mais quand on est médecin comme nous, il ne faut surtout pas en parler... Un médecin ne doit pas dire qu'il existe une vie après la mort, ça ne se fait pas !...

Si tu veux continuer à exercer ton métier tranquillement, tu as tout intérêt à te taire !...

Tu ne devrais pas participer à des colloques qui parlent de spiritualité ; la médecine et la spiritualité ça n'a absolument rien à voir !...

S'il y avait comme tu le dis une vie après la mort ça se saurait non ?

La télépathie chez le comateux ça n'existe pas, c'est une connerie. Comment je le sais ? Parce que je le sais, c'est tout !...

Comme je le mentionne sur mon site Internet, mes positions très affirmées sur l'après-vie m'ont valu bon nombre d'attaques et d'inimitiés. En fait, lorsque j'ai commencé à communiquer le fruit de mes recherches sur les expériences de mort imminente en écrivant des livres, des articles de presse ou en participant à des émissions de radio, de télévision ou encore en faisant des conférences sur le sujet, j'étais bien loin de me douter que ces démarches susciteraient autant de violence et de haine à mon égard. Et quand j'écris violence et haine, les mots ne sont pas trop forts puisque j'ai reçu à mon domicile plusieurs lettres anonymes de menace de mort exposant clairement leurs motivations, puisqu'elles mettaient en exergue *toutes les conneries que j'écrivais sur l'après-vie* pour citer l'un des contenus les moins violents de ces missives. La direction de l'établissement dans lequel je travaille a aussi été le destinataire de ce genre de courrier diffamatoire ! En juin 2009, sollicité par une dénonciation anonyme, une association de lutte contre les mouvements sectaires, l'ADFI, décida de déposer une plainte contre moi auprès du Conseil de l'ordre des médecins en soulignant que *je prônais haut et fort dans mes écrits et mes apparitions publiques des théories charlatanesques sur l'existence d'une vie après la mort.* Un double de cette plainte fut adressé au préfet et au procureur de la République qui attendaient la décision de mes pairs pour agir en conséquence. En sachant que les sanctions disciplinaires ordinales attribuées aux médecins qui, selon la formule consacrée, « soutiennent des thèses non conformes aux données actuelles de la science » vont du simple avertissement symbolique à la radiation à vie, en passant par des périodes variables d'interdiction d'exercice, il est évident que j'avais de bonnes raisons de me faire du souci ! Heureusement pour moi, après enquête, le Conseil de l'ordre a statué qu'il n'y avait pas lieu de me donner la moindre sanction. Fort de cette réponse favorable, certains m'ont conseillé d'attaquer l'ADFI en diffamation, mais j'ai préféré ne pas me lancer dans ce genre de polémique stérile ; j'ai mieux à faire. Je continue ma route et le temps fera le reste. J'ai remarqué que la méchanceté et la haine reviennent toujours tôt ou tard comme un boomerang vers les envoyeurs. Au demeurant, je suis tout de même allé rencontrer les gens de l'ADFI ; ils ont ainsi pu constater que je n'étais ni un gourou, ni un chef de secte, et qu'ils avaient été tout simplement instrumentalisés par une manœuvre anonyme visant à me nuire. Il faut préciser que le fait de refuser d'être rémunéré pour donner mes conférences fut un argument de poids pour prouver que l'on ne pouvait pas m'accuser d'exploiter la crédulité humaine comme le font les charlatans.

Toujours dans le même registre d'intolérance nationale, une autre anecdote mérite d'être mentionnée. Enthousiasmée par la lecture de mon dernier livre « Les preuves scientifiques d'une Vie après la vie », une journaliste du Figaro vint m'interviewer à Toulouse sur mes recherches et mes travaux. Elle désirait éditer une page entière sur ce sujet dans le quotidien sur une rubrique intitulée « Portrait ». Son article ne verra jamais le jour ! De son propre aveu, c'était la première fois que son journal lui refusait un papier ! En ce qui me concerne, échaudé à de nombreuses reprises par des censures de toute dernière minute, je lui avais fait part de mes craintes en la ramenant à l'aéroport. Sûre d'elle, elle m'avait répondu : « Ne vous inquiétez pas docteur, je ne me suis jamais déplacée pour rien et si j'ai passé toute une journée avec vous, ce n'est pas pour rendre une copie blanche ! Vous pouvez d'ores et déjà considérer que votre article est bouclé ! » En l'occurrence, la boucle doit être celle du lien qui ferme la boîte contenant son travail, à moins que celui-ci ne soit depuis longtemps passé dans la broyeuse à papiers !

S'il existe outre-Atlantique un enseignement de médecine spirituelle dans de nombreuses facultés de médecine, dans notre beau pays qui se veut le lieu privilégié de la liberté d'expression, nous avons encore une très longue route à faire avant d'en arriver à ce stade d'évolution. Par exemple, le colloque toulousain d'octobre 2009 intitulé « Congrès Francophone de Médecine et de Spiritualité » qui devait se tenir à l'université Paul Sabatier et qui regroupait des intervenants qui sont tous des scientifiques de renommée internationale (USA, Canada, Belgique, Suisse, Brésil et votre serviteur pour la France) a essuyé un refus au dernier moment. Les organisateurs qui, après un premier avis favorable, avaient investi pas mal d'argent dans un vaste programme de *com.* ont été contraints de réorganiser l'événement sur un autre site toulousain. Ici aussi l'argumentation écrite du Président de l'Université Paul Sabatier à de quoi laisser dubitatif : *Une Université d'institut laïque ne doit pas montrer la spiritualité à ces élèves. Au vu des thématiques et du programme de cette rencontre, il ne m'est donc pas possible de vous accueillir au sein de l'Université dans la mesure où le caractère du congrès n'est pas avéré*. Pas avéré la spiritualité ? Ah bon… Ce président doit sûrement ignorer les travaux de l'université de Princeton aux États-Unis qui démontrent l'efficacité de la guérison spirituelle ainsi que les deux thèses de médecine de l'université de Strasbourg qui traitent admirablement ce sujet, ou encore les recommandations faites en 2007 par l'ONU concernant la préconisation de la spiritualité pour traiter les patients !

Oui, chez nous on parle plus facilement de sexe et de pornographie que d'amour et de spiritualité. Aux USA, c'est exactement l'inverse. Chaque pays a ses tabous. En écrivant « Le XXIe siècle sera spirituel ou ne sera pas », André Malraux aurait dû ajouter que la France sera encore, et pour longtemps, le pays le plus spirituellement sous-développé de la planète. En effet, il faut bien en convenir ; de la plus petite tribu d'Afrique à la plus grande nation occidentale, en ce qui concerne la spiritualité, il n'existe aucun autre pays aussi attardé que le nôtre !!!

Alors faut-il courber l'échine et s'adapter à cette dérive, ou bien témoigner de ses recherches et de ses ressentis sur l'après-vie ? Pour moi la réponse est évidente. Ceux qui me connaissent savent bien que je n'ai pas un tempérament de mouton se laissant guider par de mauvais bergers.

Comme l'a écrit un jour Albert Einstein : « Le monde ne sera pas détruit par ceux qui font le mal, mais par ceux qui les regardent sans rien faire ».

Notre pays encourage l'athéisme tout en combattant les signes ostentatoires des religions. On prône « l'identité nationale et le patriotisme » qui sont des valeurs typiques d'exclusion à la source de tous les conflits et de toutes les guerres conduisant à faire « couler un sang impur pour abreuver nos sillons ». Moi aussi j'ai envie de siffler quand j'entends ça ! La liberté, l'égalité et la fraternité ne seraient donc réservées qu'à ceux qui ont un sang pur qui coule dans leurs veines ? Existerait-il des humains au sang impur ? Pourtant, ce sont bien là les paroles haineuses que l'on enseigne aux enfants dans nos écoles. Et quand un chef d'État clame avec autorité « On ne peut pas accueillir toute la misère du monde ! », l'exclusion est déjà faite. En effet : qui est ce « on » ? Et qui sont les autres ? Ne sommes-nous pas tous des habitants de la même planète ?

Dans ces conditions, le partage, la tolérance, l'amour de son prochain et la spiritualité sont perçus comme autant de menaces pour le fonctionnement d'une société égoïste, axée sur une idéologie matérialiste moniste, dans laquelle il faut « travailler plus pour gagner plus » en marchant sur la tête des plus faibles ! En suivant à la lettre cette logique, on se doit d'écarter le danger en marginalisant, psychiatrisant et combattant tous les comportements spiritualistes. Les armes sont la dérision et la moquerie ou pire l'enfermement; la camisole de force ou la contention chimique. Ainsi, selon les critères de la médecine moderne, il est sûr qu'aujourd'hui Jésus Christ, Bouddha ou Ramakrishna seraient hospitalisés sans délai pour traiter leur schizophrénie hallucinatoire à grand coup de neuroleptiques et d'électrochocs, Sainte Thérèse d'Avila serait assimilée à une grave hystérique, Saint Jean de la Croix à un psychotique obsessionnel et les chamans en transe seraient inondés de barbituriques !

En fait, de nos jours, seules sont considérées comme saines d'esprit les personnes qui correspondent au profil type de « l'antis-piritualiste ». C'est dire les progrès qu'il nous reste à faire avant d'atteindre le chemin de la sagesse qui est aussi et surtout le chemin de l'Amour...

CHAPITRE 3
Religion et spiritualité

Entre religion et spiritualité, la confusion est fréquente. Cependant, un individu peut être spirituel sans appartenir à une quelconque religion et, inversement, l'histoire de l'humanité regorge d'exemples de religieux qui n'avaient aucune spiritualité et qui furent à l'origine de véritables génocides !

La spiritualité repose sur la certitude de l'existence de l'esprit et d'un monde invisible relayé à un au-delà parfois perceptible. Cette certitude dépasse de loin le domaine d'une simple croyance transmise par une éducation, ou par un apprentissage rigoureux institutionnalisé et bien formaté, mais relève plutôt soit d'un vécu personnel d'expériences transcendantes plus ou moins renforcé par un travail de recherches et d'investigations, soit d'une démarche intuitive totalement autonome. La spiritualité est simple et naturelle. Elle consiste à connaître et à faire la volonté de Dieu, à accomplir son propre destin en faisant abstraction de l'ego. Les spiritualistes comprennent que chaque « mission » fixée par Dieu est unique et ne saurait être assujettie à des modèles conventionnels ou à des règlements gouvernés par des forces extérieures.

Les religions peuvent enfermer leurs adeptes dans une croyance dogmatique imposée qui niera ou interprétera à sa façon l'expérience personnelle ; que celle-ci soit issue d'une démarche méditative non scolastique et intuitive, ou bien encore d'un vécu transcendant.

La spiritualité ne nécessite aucune hiérarchie et ne fait appel à aucune règle imposée. C'est exactement le contraire pour les religions qui sont de véritables sociétés organisées avec des luttes de pouvoir, des reconnaissances matérielles, des sanctions disciplinaires et même des guerres fratricides... Les lieux de culte, les concentrations de foule, les objets, les rituels ou les vêtements utilisés pour exprimer une appartenance à un groupe religieux particulier ne sont pas indispensables pour exercer sa spiritualité. La prière, le recueillement, la méditation d'un être spirituel se font préférentiellement dans la solitude, au contact de la nature ; en lien direct avec les forces cosmiques et telluriques.

Il faut quand même préciser que si la spiritualité est bien distincte de la « religiosité », il est bien sûr possible de rester spirituel tout en pratiquant une religion à la condition expresse de respecter les valeurs essentielles préconisées par celle-ci car les fondements de toutes les religions du monde enseignent la tolérance, l'amour, le partage, et l'existence d'une vie après la vie. Chaque religion a une source spirituelle qui est malheureusement souvent dépassée par des conduites humaines extrémistes et matérialistes ; un comble pour ceux et celles qui souhaiteraient atteindre les valeurs suprêmes de l'esprit !

Loin de moi l'idée d'écarter les religions de tout élan spirituel. Bien au contraire. Les religions peuvent être un excellent « outil » pour trouver un chemin spirituel. Lorsqu'on est né dans une religion donnée, il faut faire l'effort de l'accepter et de la comprendre en la vivant pleinement ; l'amour de Dieu est en nous et représente le fondement de toutes les religions. Malheureusement, nous évoluons dans une « société Kleenex » où tout se jette et où les efforts d'acceptation et de tolérance n'existent plus. Petit exemple parmi tant d'autres : celle ou celui qui accompagne notre vie ne nous convient plus, plutôt que d'essayer de s'adapter à la nouvelle situation, on préfère divorcer et « passer à une autre personne » ! Certains de mes amis ont déjà divorcé trois ou quatre fois sans comprendre que c'était eux le véritable problème. Il en est de même pour les religions : des catholiques deviennent bouddhistes, des protestants se convertissent à l'Islam... La quête est incessante et le plus souvent sans issue. L'herbe semble toujours plus verte chez le voisin ! Dieu est partout et changer de religion pour croire en Son existence revient à modifier les lunettes d'un aveugle pour améliorer sa vision ; cela ne sert strictement à rien !

En fait, chaque religion est une source très puissante d'inspiration, un authentique trésor à découvrir et à utiliser à un niveau de conscience élevé. La question n'est pas de savoir s'il en existe une meilleure qu'une autre comme dans un supermarché de la foi, mais de savoir comment pouvoir exprimer l'amour de Dieu à travers elle.

L'abstraction de l'ego qu'engendre la spiritualité permet d'élargir sa conscience aux différents champs de l'univers, en ayant la certitude d'appartenir à l'intégralité de la mémoire cosmique et tellurique. Selon ce concept, la disparition physique et corporelle n'est pas synonyme d'une suppression totale et définitive du « moi » puisque celui-ci persiste dans une extension universelle illimitée. La spiritualité s'accommode parfaitement à cette notion d'éternité qui est en l'occurrence incontournable et obligatoire. Je suis « moi » et ce « moi » se poursuit via les mémoires humaines, les empreintes génétiques mais aussi par l'existence d'une authentique conscience survivant à la mort corporelle.

Un être spirituel sait qu'il est immortel et n'a par conséquent aucune crainte de mourir.

L'acceptation authentique et sincère de la mort est la seule et unique façon d'accepter et de savourer la vie. Il est évident qu'une vie terrestre s'achevant par un néant total serait absurde et ne vaudrait même pas la peine d'être vécue !

Les personnes qui sont dans la spiritualité vivent pleinement leur foi. Elles sont habitées par elle en permanence. Leur attitude ne repose pas sur une pratique religieuse codifiée à heure fixe ou certains jours de la semaine. Elles sont toujours calmes et sereines, remplies de douceur et pleine d'humour. D'humeur constante, on a l'impression que rien ne peut les déstabiliser et ceci leur permet d'accueillir avec bienveillance et philosophie tout ce qui peut leur arriver.

CHAPITRE 4
L'humour : un lien fort entre la médecine et l'Au-delà

L'humour pour rester en bonne santé

Si l'humour est, selon la définition classique, la faculté d'accepter avec calme l'adversité et même d'en voir le côté drôle, il est aussi un moyen sûr pour développer la pensée positive et pour rester en bonne santé. Accepter l'inacceptable, évacuer la peur, faire barrage au stress, résoudre des situations conflictuelles, écarter les sentiments négatifs destructeurs comme la haine, la jalousie, la colère ou la rancœur, tout cela peut parfois devenir possible en développant ce que l'on appelle « le sens de l'humour ». Il doit être toutefois pratiqué avec prudence et discernement ; si la dérision et surtout l'autodérision peuvent être dans certaines situations saines et salvatrices, il ne faut pas que cette forme de pensée tourne au cynisme ! « L'humour noir » est souvent mal venu et peut au contraire exacerber les sentiments négatifs de celles et ceux qui en sont les victimes.

Aborder des crises et les gérer avec humour et légèreté peut être libérateur et diminuer l'anxiété. Or, étant donné qu'il a été scientifiquement prouvé que les personnes qui se disent angoissées et soucieuses développent davantage de pathologies que les autres (en particulier des maladies cardiovasculaires, des infections et des cancers), on peut facilement admettre que la pratique de l'humour augmente l'espérance de vie. L'organisation de la première réunion internationale ayant pour thème « L'humour en thérapie » qui a eu lieu le 5 octobre 1996 à Bâle a mis en exergue l'intérêt de la *gélothérapie :* soigner par le rire en soulignant ses effets bénéfiques. En rendant la respiration plus profonde, en favorisant la digestion, en stimulant la circulation et en développant les capacités du système immunitaire, le rire contribue à contrôler les émotions et à conserver l'harmonie du corps et de l'esprit. En demandant à des clowns de venir visiter les enfants malades, les hôpitaux ont bien voulu jouer sur ce registre. En 1991, Caroline Simonds crée « Le rire médecin ». Dix-neuf ans plus tard, cette association compte 80 clowns qui travaillent avec 35 services de pédiatrie de 14 hôpitaux. Comme le démontre bien mon livre « Histoires incroyables d'un anesthésiste-réanimateur » (Le Cherche Midi, 2010), l'humour et le rire ne sont pas incompatibles avec les turpitudes de la maladie, bien au contraire.

Il existe aux USA une association pour l'humour appliqué en thérapeutique qui décrit clairement son action sur son site internet : *L'humour thérapeutique se définit comme une intervention pour promouvoir la santé et le bien-être, en montrant d'une manière amusante, l'expression et l'appréciation de l'absurde ou de l'incongruité dans la vie quotidienne. Cette intervention peut améliorer les performances au travail, soutenir l'apprentissage, améliorer la santé ou être utilisée comme traitement complémentaire de la maladie pour faciliter la guérison ou aider, physiquement, émotionnellement, de manière cognitive, sociale ou spirituelle* (www.aath.org).

L'humour est contagieux

Avoir de l'humour permet de rendre la vie plus facile en prenant de la distance par rapport aux petits ennuis, et cette réaction positive aura nécessairement des répercussions bénéfiques sur l'entourage qui, du même coup, aura tendance à adopter une attitude similaire pour rendre les choses plus légères. Oui, la bonne humeur est contagieuse ! Entre humour et humeur, une seule lettre change et il suffit parfois de presque rien pour modifier du tout au tout l'ambiance générale d'une collectivité. Faites ce petit test vous-même demain matin en allant travailler : soyez de bonne humeur et faites en sorte que cela se voit ; souriez, sifflotez, chantonnez (si votre profession le permet bien sûr), faites des compliments à vos collaborateurs, relativisez les mauvaises nouvelles, montrez-vous optimiste, racontez une histoire drôle, une bonne blague, soyez aimable (n'en faites pas trop quand même car on risquerait de penser que vous avez échangé votre petit déjeuner contre quelques rails de coke), et vous aurez la surprise de passer une journée beaucoup plus agréable que les autres car vous aurez influencé positivement tous les gens de votre entourage.

Les sentiments négatifs sont également transmissibles et il faut s'en préserver en les neutralisant au plus vite. Vous pouvez par exemple être stressé par une personne qui vous prend à témoin et vous dit : « C'est affreux, je suis désespéré, catastrophé, au fond du trou, je ne sais pas comment je vais faire ! On m'a volé ma voiture ! » Votre réaction sera nécessairement différente si les propos de la victime sont tournés vers le positif, l'autodérision et si elle vous donne la même information sous une forme plutôt humoristique telle que : « Il y a un petit malin qui a fait disparaître ma voiture pour me faire maigrir. J'avais pris un peu de poids ces derniers temps et en attendant d'être remboursé par mon assurance je vais être obligé de venir au boulot en vélo ! » En revanche, je vous déconseille de répondre à la première réaction en faisant vous-même de l'humour du style « J'espère au moins que vous ne veniez pas de faire le plein d'essence ! Ha, ha ! » Ce manque flagrant d'empathie risquerait fort de déplaire à celle ou celui qui vient pleurer dans votre giron.

L'humour et l'au-delà

J'ai interrogé une bonne dizaine de médiums dignes de ce nom pour leur demander comment, selon eux, l'humour était perçu dans l'au-delà. Leurs réponses sont surprenantes car quasi-unanimes ; les informations recueillies par le biais des différents messages reçus sont identiques sur bien des points. Voici en synthèse ce qu'il faut en retenir :

À condition qu'il n'offense ou ne blesse personne, l'humour est très bien vu de l'autre côté, l'humour le mieux perçu étant celui qui consiste à se moquer de soi-même, de ses défauts et de ses propres faiblesses. L'au-delà n'est pas austère et triste comme on pourrait le croire, bien au contraire ; tout est joie, amour et allégresse dans les sphères élevées. L'humour est un moyen de se débarrasser des petites contingences matérielles de ce bas monde, alors il faut savoir l'utiliser à la moindre occasion. Les guides spirituels pensent que l'on attache souvent trop d'importance à des choses insignifiantes ; nous nous laissons distraire par des futilités matérielles en nous éloignant de l'essentiel. L'humour peut nous permettre de recentrer nos actions en nous moquant des attitudes infantiles qui priorisent ces babioles. La mort ne transforme pas instantanément l'entité désincarnée en petit saint dépourvu de tout défaut d'un seul coup de baguette magique, et celui qui vient de mourir garde sa personnalité avec ses défauts et ses qualités. Il devra apprendre et progresser pour atteindre des niveaux supérieurs, des sphères de plus en plus élevées. La personne peut aussi ne pas comprendre qu'elle est décédée, être dans la colère ou errer dans le bas astral. On peut l'aider à s'élever dans la lumière en priant pour elle.

Les messages reçus par les médiums ou en Trans Communication Instrumentale (TCI) sont bien souvent humoristiques, la TCI étant un moyen d'enregistrer sur bandes sonores des voies supposées venir de disparus. Par exemple, le Père François Brune a reçu une singulière réponse de son frère décédé. J'ai assisté à ce stupéfiant dialogue chez sa sœur à Caen où il m'avait très gentiment invité. Sachant le défunt amateur de Whisky, lorsque François lui demanda s'il buvait toujours le petit verre de sa boisson favorite de l'autre coté, la voix enregistrée en TCI répondit : « Non, la bouteille ! »

À en croire tous ces messages, il semble bien que l'humour soit bien présent dans l'au-delà. Ce qui nous attend après notre mort pourrait donc être drôle. Tant mieux !

CHAPITRE 5
Guéri d'un cancer en phase terminale

On peut dire que C. B. est très « spirituel » en ce sens qu'il a beaucoup d'humour, et c'est sans doute ce trait dominant de sa personnalité qui lui a sauvé la vie. Par exemple, le 22 janvier 2010, juste avant son anesthésie générale pratiquée en vue d'une cystoscopie, lorsque l'infirmière lui demanda s'il n'était pas anglais en entrant son nom sur le registre du bloc, il répondit du tac au tac : « Non, mais je suis le frère caché de Lady Di ! »

Ce jour-là, il fallut bien se rendre à l'évidence que le cancer qui rongeait depuis des mois ce fort sympathique patient et qui était sur le point de l'exclure définitivement du monde des vivants avait totalement disparu. « Vessie normale, in-croyaaable ! Un vrai miracle !!! » s'exclama l'urologue en balayant d'un regard incrédule l'écran vidéo qui exhibait une muqueuse aussi rose et lisse que les fesses d'un bébé. Et pourtant ! Pourtant, quelques mois plus tôt, il est certain qu'aucun médecin suivant de près le catastrophique dossier de Monsieur B. n'aurait parié en faveur d'un quelconque espoir de guérison. Le processus tumoral envahissait la totalité des voies urinaires ; la vessie ne ressemblait plus qu'à une grosse éponge bourgeonnante et sanguinolente ; les uretères étaient atteints et les deux reins dilatés par la surpression urinaire induite par des phénomènes compressifs étaient sur le point d'exploser. De vilaines métastases constellaient le foie. Trop tard pour la chirurgie d'exérèse. Phase terminale. Seule solution préconisée : une stomie de décharge, en abouchant les voies urinaires à la peau pour soulager les douleurs de la distension rénale, accompagnée d'une chimiothérapie palliative pour ralentir un peu une évolution jugée de toute manière fatale à très court terme ; c'est tout. Qu'avait-on proposé d'autre ? Rien. La médecine occidentale telle que nous la pratiquons est ainsi faite et enseignée. On ne s'intéresse qu'aux conséquences des maladies sans prêter la moindre attention à leurs causes. Ainsi, quand une tumeur survient, on se contente de la supprimer par de la chirurgie, de la chimiothérapie ou de la radiothérapie, et si cela s'avère impossible ou insuffisant, on baisse les bras en attendant la mort ! On ne cherche ni à savoir comment et pourquoi cette tumeur est arrivée dans un corps à un moment bien précis de son existence, ni comment elle pourrait éventuellement disparaître par d'autres moyens moins « mécaniques ». Et tout ça parce que, précisément, il se trouve que notre médecine dite « moderne » à la pensée matérialiste dominante ne croit exclusivement qu'à la seule efficacité de ces fameux moyens mécaniques ! Ce n'est pas très intelligent ! Pas étonnant qu'après la suppression d'une première tumeur cancéreuse, une autre apparaisse ailleurs quelque temps plus tard ; le problème initial responsable de la maladie n'ayant pas été résolu, une telle évolution semble pourtant on ne peut plus logique !

Le cas typique de C. B. montre de façon éclatante l'insuffisance du système. Première chimio : échec… Deuxième chimio :

échec... Troisième : échec encore ! Et là, ô miracle, après une quatrième chimio de seize mois tout a disparu !

« In-croyaaaable tout-a-dis-pa-ru !!! » répéta plusieurs fois l'urologue en retirant son endoscope de la vessie comme pour mieux se convaincre que ce qu'il venait de constater était bien réel. Les IRM et Pet-scan confirmèrent le diagnostic. Il n'y avait plus la moindre trace suspecte de cancer dans le corps de C. B. !

Je me rendis quelques heures plus tard au chevet du miraculé pour essayer de comprendre ce qui avait bien pu provoquer, ou tout le moins favoriser, une aussi spectaculaire guérison.

L'homme était détendu et souriant. Son visage légèrement hâlé évoquait un séjour récent sous les cocotiers.

– Asseyez-vous docteur, faites comme chez vous, lança-t-il le regard plein de malice.

Après lui avoir brièvement exposé le but de ma visite, il répondit très franchement à toutes mes questions.

– Oui c'est vrai, je suis d'un tempérament assez positif et j'ai pas mal d'humour. Je suis toujours optimiste face à une situation donnée. J'évite d'avoir les idées noires. Dès qu'il y en a une qui pointe le bout de son nez, hop, je la chasse aussitôt ! Je pense à autre chose. Quand j'ai appris pour mon cancer, je me suis beaucoup occupé l'esprit.

– De quelle façon ?

– D'abord il faut dire que j'étais très entouré : mon épouse était presque toujours avec moi, mes deux filles aussi qui ont aujourd'hui 49 et 40 ans et puis bien sûr ma petite fille de 6 ans. Ah celle-là, c'est une vraie perle vous savez docteur !

– Quoi d'autre ?

– Vous voulez dire pour m'occuper l'esprit ?

– Oui, que faisiez-vous d'autre quand vous vous retrouviez seul ?

– La lecture. Beaucoup de lecture… Je n'ai jamais autant lu de ma vie. J'ai lu plus de trente livres en sept mois. Tout y est passé. J'ai lu sans restriction tout ce qui me faisait plaisir : des romans policiers, *Millénium.* J'ai relu Jules Vernes, *Michel Strogoff…*

– Vous regardiez la télévision ?

– Oh non, surtout pas la télévision !!!

– Vous êtes croyant ?

– Oui on peut dire ça, je suis croyant mais à ma façon.

– Vous pratiquez une religion particulière ?

– Je suis catholique. Je peux vous dire une chose, durant tous ces mois de chimio il ne s'est pas passé un seul soir où je n'ai pas prié ; j'ai prié tous les soirs.

– De quelle façon ?

– Je ne priais pas pour moi ; je priais pour les autres.

– Maintenant que vous savez que vous êtes complètement guéri de ce cancer, comment envisagez-vous la suite de votre vie ? J'imagine que cette expérience a dû vous changer du tout au tout dans votre façon de voir les choses, non ?

– Eh bien non, je vais peut-être vous surprendre mais pour moi, rien n'a vraiment changé ! De toute manière j'étais sûr que j'allais guérir même si certains se comportaient avec moi comme si j'allais mourir très bientôt.

– Que donneriez-vous comme conseil à un malade qui aurait à traverser la même épreuve que la vôtre ?

– Il faut être positif, optimiste, ne jamais désespérer. Il faut absolument chasser les idées noires en s'occupant l'esprit. Il faut lire, écouter les gens que l'on aime, prier, faire ce qui est bon pour le moral, manger ce que l'on a envie de manger. Pendant dix-huit mois je me suis exclusivement nourri de poissons accompagnés de citron et de taboulé. De toute façon je ne pouvais avaler rien d'autre ! Je m'occupais de mon corps. Malgré la maladie je ne l'ai jamais détestée ou rejetée. Je me suis toujours occupé de mon corps. Avant la fatigue des chimios, j'avais une activité physique régulière : la marche et le soulevé de poids. Je pense que ça aussi ça doit compter pour guérir.

– Au total, comment avez-vous vécu ce cancer ?

– Je ne comprends pas votre question...

– S'il y avait un mot ou une expression pour qualifier cette expérience, que diriez-vous ?

– Je dirais que ça a été pour moi une... pause obligatoire, oui c'est ça une pause obligatoire qui m'a permis de faire le point sur ma vie, de cerner l'essentiel, de repenser à des choses que j'avais oubliées. Tout cela a été finalement très positif pour moi en fait ! (rires)

Il faut tirer trois leçons essentielles du témoignage de ce patient : tout d'abord, personne ne peut fixer de façon certaine le pronostic d'une pathologie aussi grave soit-elle, ensuite une auto guérison induite par la pratique de la pensée positive est toujours possible et, enfin, la prière peut être bénéfique pour vaincre la maladie.

L'incertitude du pronostic d'une pathologie est indéniable comme le démontre parfaitement l'histoire de ce malade cancéreux qui était *a priori* condamné par l'ensemble du corps médical. Face à une impuissance thérapeutique, les médecins manquent d'humilité ; arrivés au bout de leurs ressources de traitement, ils déclarent sur un ton péremptoire à l'entourage du patient, ou même parfois au principal intéressé, qu'il ne lui reste qu'une courte période à vivre. Pire, il n'est pas rare qu'ils fixent doctement la date de l'échéance fatale à quelques jours ou, dans un sursaut de générosité, à trois semaines ou bien encore, soyons fous, à six mois ! Comment peut-on être aussi sûr de la précision d'un pareil pronostic ? La sentence tombe comme un terrible couperet sans donner aux gens le plus infime espoir. Pourquoi ne pas dire plutôt : dans la majorité des cas que j'ai eus à traiter, l'espérance de vie était courte mais une guérison inexpliquée reste toujours possible ? Entre ces deux assertions, une est entièrement négative tandis que la deuxième ouvre la porte à une autre possibilité beaucoup plus positive. Et même s'il s'agit d'un infime espoir, le malade et sa famille pourront toujours tenter de se raccrocher à cette bouée de sauvetage. Sans rentrer dans le déni de la mort, il faut être clair tout en envisageant l'éventuelle survenue d'une guérison inexpliquée car, bien qu'hélas trop rares, ces évolutions inespérées existent et le cas que nous venons de décrire n'est qu'un cas parmi tant d'autres.

Stéphanie Becquet est une consœur qui a publié un livre qui transcrit son vécu de médecin généraliste. Avec humilité, elle reconnaît que la médecine n'est pas une science exacte et que certaines évolutions sont totalement imprévisibles. Le jeudi 24 août 2006, elle écrit sur son blog : *Un de mes patients est guéri ! Il avait un cancer du colon avec de vilaines boules ayant migré dans le foie à 39 ans. J'avoue franchement que j'avais tout à fait envisagé sa dernière demeure à côté de mon cabinet dans les six mois (j'exerce à côté d'un cimetière). Mais, après une chimiothérapie assortie d'un tas de médecines non conventionnelles et d'homéopathie, plus une remise en question en profondeur de sa vie (j'ai loupé quelques épisodes car je ne le voyais qu'en pointillés), il peut enfin voir grandir son fils, il n'a plus rien !* (BECQUET S., *Journal d'un médecin généraliste.* Le Cherche Midi, 2009, pp. 108, 109).

Je reste persuadé que programmer à l'avance la date du décès par un pronostic médical doit fortement influencer l'avenir. Dans ce cas, pourquoi ne pas tenter de prédire de la même manière l'hypothèse d'une guérison ? Pourquoi ne pas orienter le patient vers d'autres pistes, d'autres thérapies plus holistiques ?

Les ressources de l'humain sont insoupçonnables et il existe aujourd'hui tout un tas de médecines dites « alternatives » qui produisent parfois des miracles en s'attaquant aux véritables causes. Tout au long de ma carrière j'ai été extrêmement surpris par l'évolution des maladies ; certaines jugées au départ bénignes emportaient des patients en quelques jours à la suite de complications en cascade, tandis que d'autres personnes que l'on pensait perdues rentraient chez elles complètement guéries et sans aucune séquelle au bout de plusieurs semaines, voire plusieurs mois de traitement. Une seule chose à retenir de toutes ces expériences : il ne faut jamais perdre l'espoir de la guérison totale.

Ma cousine Chantal est traitée depuis trois ans pour un cancer du poumon. Elle a été opérée pour enlever le lobe pulmonaire porteur de la tumeur et elle a subi plusieurs chimiothérapies. Elle redoute les visites chez son pneumologue car celui-ci lui a déclaré tout de go au retour de son opération : « Vous ne guérirez jamais car on ne guérit pas d'un cancer du poumon, même si votre tumeur a été enlevée, il vous faudra désormais vivre avec votre cancer ! » Je lui ai conseillé de changer au plus vite de pneumologue.

L'auto guérison est rendue possible en développant des pensées positives dirigées sur son propre corps. C. B. a fait fondre ses tumeurs cancéreuses en chassant les pensées négatives : *Dès qu'il y en a une qui pointe le bout de son nez, hop, je la chasse aussitôt !*; et en renforçant les pensées positives : *J'étais sûr que j'allais guérir, même si certains se comportaient avec moi comme si j'allais mourir très bientôt.*

Le docteur Jill Bolte Taylor, victime d'un grave accident vasculaire cérébral (AVC) en 1996 à l'âge de trente-sept ans, dut réapprendre à parler, à lire et à bouger au cours de huit longues années de rééducation. Elle est aujourd'hui entièrement guérie. Dans son livre qui décrit cette expérience hors du commun et qui est devenu un best-seller mondial, elle nous révèle l'état d'esprit qui l'animait au moment de son accident. En tant que neuroanatomiste spécialiste du cerveau, elle eut le privilège d'assimiler et de comprendre tous les dégâts induits par l'hémorragie qui inondait progressivement le contenu de sa boîte crânienne. *Mon hémisphère gauche égoïste ne s'en est pas moins raccroché à la conviction que rien ne parviendrait jamais à m'abattre, en dépit de la dégradation radicale de mes facultés mentales. Mue par un optimisme pour le moins hors du propos, je n'ai pas douté un instant que j'allais me rétablir malgré mon AVC* (BOLTE TAYLOR J., *Voyage au-delà de mon cerveau,* J'ai Lu, 2009, p. 59).

Les thérapeutes qui pratiquent les médecines alternatives comme par exemple l'ostéopathie reconnaissent les capacités du corps à s'autoguérir. Leur action consiste à favoriser ce processus naturel en élevant le niveau énergétique du patient qui retrouvera les forces suffisantes pour le conduire sur le chemin de la guérison. Le magnétiseur transférera sa propre énergie au patient affaibli et c'est le transfert de cette énergie positive qui activera les mécanismes de restaurations des fonctions défaillantes. Nous avons tous en nous les capacités pour nous auto guérir par des pensées positives, mais aussi pour nous autodétruire par des pensées négatives. À nous de savoir les orienter dans le bon sens. Le pneumologue qui dit à ma cousine Chantal « Vous avez un cancer et vous ne guérirez jamais » produit un champ énergétique négatif qui va aggraver la maladie. Le médecin qui pronostique une espérance de vie à six mois induit un programme d'autodestruction dont l'échéance est fixée ; le patient débordé par une révélation autoritaire directe ou indirecte (par la perception des modifications comportementales de son entourage) va intégrer l'information comme une condamnation à mort obligatoire et va par ce biais accélérer son processus de destruction. Par totale ignorance plus que par bêtise, ces médecins se comportent en fait comme de véritables meurtriers !

L'effet placebo bien connu en médecine illustre parfaitement le rôle de la pensée positive sur la maladie. Placebo vient du latin « placere », plaire. Pour la petite histoire, il faut savoir que la notion de placebo vient d'un défaut de traduction du psaume 116 de la Bible par saint Jérôme qui a transformé la version en hébreux « Je marcherai en présence du Seigneur » par *Placebo domino in regione vivorum* soit : *Je plairai au Seigneur sur la terre des vivants.* Au XIIIe siècle, on qualifiait de placebo les chants des pleureurs qui récitaient ce psaume lors des Vêpres pour les morts, le terme désignant alors à cette époque un comportement faux et mensonger. Cette notion de faux reliée au placebo fut ensuite étendue au fil des siècles dans un contexte religieux : fausses reliques, envoûtement, possessions etc. Et c'est seulement depuis la fin du XVIIIe siècle que l'on définit le placebo comme un traitement inoffensif pour donner du confort au patient. Il s'agit en fait d'un médicament ne contenant aucune substance active qui sera donné pour « plaire » au patient. Le placebo induit des phénomènes qui modifient parfois de manière importante le déroulement du traitement, voire de son pronostic. Le rôle du médecin est au premier plan et l'existence ou non d'un effet placebo reflète l'engagement de celui-ci dans la relation thérapeutique, son charisme personnel et sa capacité à s'investir positivement aux yeux de son patient. Il faut savoir que trente à quarante pour cent des effets des médicaments est uniquement attribuable à l'effet placebo.

Ce phénomène a pu être objectivé par des recherches récentes. En septembre 2005, le psychiatre John Kar-Zubieta de l'université du Michigan aux États-Unis a montré que donner un placebo assimilé à un antidouleur provoquait une sécrétion cérébrale d'endorphine qui est une hormone analgésique naturelle. Plus surprenant encore, il a été prouvé que la Naloxone, qui est un produit utilisé par les anesthésistes pour contrer les effets dépresseurs respiratoires de la morphine, abolissait l'action des endorphines endogènes produite par l'effet placebo. Autrement dit, l'administration de l'antagoniste des opioïdes endogènes annule l'effet antidouleur du placebo ! D'autres études ont objectivé des modifications de l'activité métabolique du cerveau de patients dépressifs après l'administration du placebo (*The Lancet*, vol. 375, 20 février 2010, pp. 686-95). Précédemment, une équipe de l'université de Colombie-Britannique avait mis en évidence, en 2001, la sécrétion naturelle de dopamine chez des Parkinsoniens en leur donnant un placebo assimilé à un médicament puissant. La maladie de Parkinson étant provoquée par la baisse du taux de dopamine, il est bien difficile après cette expérience de nier l'action du psychisme sur la maladie, celui-ci agissant par l'intermédiaire d'une réponse hormonale et immunitaire. J'ai moi-même pu constater l'efficacité de l'effet placebo sur la douleur en salle de réveil. Il peut arriver que les traitements antalgiques classiques dont on dispose s'avèrent insuffisants pour calmer les patients qui émergent d'une anesthésie après une chirurgie prolongée et agressive. Dans ce cas de figure, bien souvent, l'injection de sérum physiologique pratiquée par l'infirmière de la salle de réveil va rapidement résoudre le problème. J'ai remarqué que l'efficacité du placebo est encore meilleure lorsque je pratique moi-même l'injection, surtout si je dis au malheureux patient plaintif que le médicament en question est nouveau, qu'il coûte très cher et qu'il vient tout droit des États-Unis ! Il faudra désormais que je change de discours dans le cas où certains de mes futurs patients viendraient à lire ce livre…

À l'inverse, d'autres personnes peuvent développer des pensées négatives après avoir reçu un médicament qui ne contient aucun principe actif ; on parle alors d'*effet nocebo*. Le phénomène est moins connu que le précédent, pourtant environ quinze à dix-huit pour cent des malades en seraient les victimes. Les sujets concernés vont par exemple présenter les effets secondaires décrits sur la fiche signalétique d'un médicament qui aura été remplacé par un produit neutre, ou faire de violentes réactions allergiques – sous forme de crises d'asthme, de poussées d'urticaire, d'œdèmes de Quincke – sans que le moindre allergène soit introduit dans l'organisme. En tant que médecins, nous devons donc nous assurer que l'administration d'un médicament et la mise en route d'une thérapeutique soient bien comprises et acceptées. En sachant que 30 à 40 % de l'action de celui-ci est uniquement due à l'effet placebo et qu'il peut entraîner des effets secondaires redoutables chez 15 à 18 % des personnes qui ne l'acceptent pas, il semble impératif de s'assurer du plein accord du malade avant de signer son ordonnance ou de lui administrer un nouveau produit.

La pensée positive est essentielle pour guérir rapidement. Les soignants savent par expérience que les sujets bougons qui rouspètent tout le temps pour des choses aussi futiles que la température de leur potage ou le parasitage de la télévision de leur chambre feront plus facilement des complications postopératoires. Au contraire, les opérés qui sont toujours de bonne humeur et souriants récupéreront beaucoup plus vite que les autres. Donc, un conseil : si vous devez vous faire opérer, il vaut mieux garder le sourire quoi qu'il arrive, votre durée d'hospitalisation et votre avenir en dépendent !

La maladie peut être assimilée à un stress de l'organisme gérable par la psyché. En mesurant le taux de lymphocytes T4 – qui sont les cellules tueuses qui circulent en permanence dans notre corps pour détruire les virus ou les cellules cancéreuses – on a pu montrer que celui-ci diminuait proportionnellement à l'intensité d'un traumatisme psychique évaluée sur une échelle de stress. Cette échelle allant du stress le plus important, à savoir la perte d'un enfant ou d'un conjoint, à la contrariété la plus minime comme la réflexion désobligeante d'un ami, en passant par les contraintes plus significatives qui jalonnent la vie comme un divorce, la perte d'un emploi ou un déménagement. On savait de façon empirique que le stress majorait le risque de maladies infectieuses ou de cancer, on en a désormais la preuve objective par la mesure du taux des lymphocytes T4.

Mais ce qui est important pour être en bonne santé est davantage la gestion du stress que son intensité. En effet, une autre étude menée sur des souris a prouvé que le stress pouvait servir de moteur d'action et avoir par ce biais une action bénéfique sur la santé à la condition expresse de pouvoir le dominer. Dans cette expérience on a réparti des populations de souris contaminées par des greffes cutanées de cellules cancéreuses dans trois cages différentes. Dans la première cage, les bestioles vivent tranquillement leurs petites vies, on leur fiche une paix royale et il ne se passe rien. Dans la deuxième cage, les rongeurs sont soumis à un stress incontrôlable ; un courant douloureux électrifie leurs corps de façon aléatoire et répété. Enfin, dans la troisième les stimulations électriques sont les mêmes que celles vécues dans la deuxième cage mais le courant peut être arrêté en actionnant un levier ; la manœuvre salvatrice est vite apprise par les suppliciées ! L'expérience est cruelle mais a le mérite de montrer que les souris de la troisième cage développent moins de cancer, non seulement que celles de la deuxième population (on pouvait s'en douter), mais aussi, beaucoup plus surprenant, que celles de la première qui n'avaient aucun stress ! Cette expérience tendrait donc à démontrer que pour rester en bonne santé, il est préférable d'affronter les stress de la vie en les dominant que de tenter de les fuir ou de les éviter. Le stress pourrait être dans ce cas un véritable atout aussi bénéfique pour le corps que pour l'esprit.

Les bénéfices de la prière. Des études scientifiques, en particulier celles menées à l'université de Princeton aux États-Unis, ont bien montré l'efficacité de la prière sur l'évolution des maladies. Je ne développerai pas ici le sujet puisque la deuxième partie de cet ouvrage est entièrement consacrée à « la puissance de la prière ». La question qui reste en suspend si l'on veut rester tout à fait neutre et objectif est celle-ci : par quel mécanisme la prière permet-elle d'améliorer la symptomatologie d'une maladie ? Est-ce que le phénomène est à attribuer à une autoguérison induite par le développement des pensées positives, par la production d'un effet placebo, par l'effet bénéfique d'un stress bien géré, ou bien alors viendrait-elle d'une « aide extérieure » rattachée à Dieu ? Chacun jugera en fonction de sa sensibilité, de sa culture, de sa religion ou de ses croyances. Je n'ai nullement la prétention de vouloir donner la réponse.

Nous ne le répéterons jamais assez, la médecine pratiquée dans nos hôpitaux soigne le corps sans se soucier de l'intégralité de la personne humaine. Le Dr Thierry Jansen est un chirurgien urologue qui, lassé par cet énorme écueil, est devenu psychothérapeute pour obtenir de meilleurs résultats en pratiquant une médecine plus préventive que curative. Dans un livre intitulé *La maladie a-t-elle un sens ? Enquête au-delà des croyances* (Fayard, 2008), il nous livre ses réflexions sur les origines des maladies en comparant les théories modernes avec les croyances de peuples traditionnels comme les Aborigènes, les Doualas ou les Navajos. Ce livre devrait être lu par tous les étudiants en médecine !

CHAPITRE 6
Médecine et spiritualité

Malgré l'opposition farouche du doyen de la faculté de médecine de Toulouse, le colloque international intitulé « Médecine et spiritualité » qui, faute de mieux, s'est tenu dans la salle des congrès d'un hôtel Mercure de la ville rose le 24 et 25 octobre 2009, remporta un franc succès qui dépassa les espérances des organisateurs. L'amphithéâtre était bien rempli et j'ai pu me rendre compte au fil des discussions avec le public qu'une grande majorité des inscrits étaient en fait des médecins ou des soignants venus parfois de très loin pour savoir comment allait être abordé le sulfureux mélange alliant la médecine à la spiritualité. Il est sûr que les communications scientifiques avaient largement de quoi tenir scotchés les plus sceptiques d'entre eux sur de confortables fauteuils pendant plus de deux jours ! J'avoue avec humilité avoir été moi-même très étonné par l'avancée des recherches de mes confrères brésiliens ou américains qui travaillent depuis bien longtemps sur les états comateux et sur les phénomènes médiumniques. Au risque de me répéter, je souligne encore ici qu'il n'y a vraiment qu'en France que les communications avec l'au-delà sont aussi taboues ! Comme l'a souligné le Dr Marlène Nobre, médecin gynécologue, cancérologue à São Paulo et président de l'Association Médico Spirite Internationale, le Brésil qui privilégie la spiritualité au patriotisme peut se vanter de n'avoir déclaré la guerre à aucun pays et de n'avoir participé à aucun grand conflit armé.

Dire que le Brésil est en avance sur nous en ce qui concerne la spiritualité est un doux euphémisme. Par exemple, nous avons appris lors de ce colloque entièrement retransmis en direct sur une chaîne de TV brésilienne que 20 millions de Brésiliens connaissaient les travaux d'Allan Kardec, cet illustre français, père du spiritisme mondial, quasiment inconnu de ses compatriotes, et que la majorité d'entre eux considèrent l'existence d'une vie après la mort comme une réalité incontestable. En 2004, on dénombrait dans ce pays quatre-vingt-quatre universités de médecine enseignant la spiritualité, et quand on apprend que bon nombre de médecins brésiliens étudient ouvertement les différents moyens de communiquer avec les morts, on a de quoi être surpris ! Les études brésiliennes publiées dans des revues scientifiques à comité de lecture ont clairement montré que croire à une vie après la mort a une action positive sur la santé physique et mentale, avec une diminution significative des psychoses paranoïaques, des anxiétés et des maladies psychosomatiques. En 2007, l'Organisation Mondiale de la Santé (OMS) a reconnu l'importance de la spiritualité dans l'exercice de la médecine(Notre doyen toulousain peut en prendre de la graine !). Pour plus d'information à ce sujet, on peut se référer au site Internet du Washington Institute for Spirituality and Health : www.gwish.org.

Les intervenants de ce colloque ont enchanté l'auditoire et, contrairement à l'accoutumée, j'ai vraiment eu l'impression d'être le conférencier le plus frileux pour affirmer la réalité d'une vie après la mort. Par exemple, le Dr Fellipe de Oliveira, médecin psychiatre, enseignant à l'université de São Paulo nous a montré des photos d'ectoplasmes sortant du corps de certains mourants et nous a exposé ses recherches sur la glande pinéale qui, selon lui, pourrait jouer un rôle déterminant dans les capacités médiumniques. Le Dr Mario Beauregard – que j'ai déjà présenté précédemment – a dégonflé de façon magistrale les thèses matérialistes qui soutiennent que la conscience et la spiritualité sont fabriquées par des neurones, en nous exposant les résultats de ses recherches sur les cerveaux de carmélites en prière. Le Dr Julio Perez qui travaille à l'université de Pennsylvanie aux États-Unis a objectivé l'expression de la médiumnité en imagerie médicale cérébrale et nous a fait part de ses recherches en thérapie de régression de la mémoire. Le Dr Mario Perez qui a été élu correspondant de l'American College of Physicians en 2007, nous a parlé des thérapies spirituelles actuellement reconnues par l'OMS. Le Dr Nelly Berchtold, infectiologue suisse, a évoqué les nombreux liens qui existent entre la maladie mentale et la médiumnité, démontrant par ce biais que, par ignorance totale de certains médecins, pas mal de médiums doivent encore aujourd'hui être enfermés dans des asiles psychiatriques ! Le Dr Marlène Nobre a précisé les interactions biologiques de la spiritualité sur le corps humain par l'intermédiaire de l'observation des modifications structurelles des mitochondries. Elle a souligné d'autre part l'importance à accorder à nos intuitions qui sont avant tout « des facultés médiumniques inhérentes à chaque individu » tout en précisant que « nous dilapidons notre intuition par un excès de rationalisme ». Elle a prouvé par l'intermédiaire de très nombreux exemples de géniales découvertes que « les bons résultats scientifiques ne résultaient que de bonnes intuitions ». Et, comme pour bien enfoncer le clou dans le crâne borné des matérialistes, elle a conclu son exposé en disant que nous devions « apprendre à écouter les voix de Dieu qui nous guidaient dans nos recherches de la vérité ». Euréka, comme disait l'autre ! Je buvais du petit-lait… Pour terminer Danielle Vermeulen, anthropologue bien connue pour ses recherches auprès des comateux, nous a exposé la manière idéale de se comporter face à un proche dans le coma. À ce propos, j'ai eu l'excellente surprise de m'apercevoir que sans connaître nos travaux respectifs, nous en étions arrivés tous les deux aux mêmes conclusions exposées dans les prochains chapitres.

Ce colloque fut pour moi un vrai moment de plaisir et de partage. Pour en savoir plus sur ces différentes communications, on peut consulter le site : http://congres.lmsf.org.

CHAPITRE 7
Le spiritisme fait peur

Le spiritisme. Par totale ignorance, pour la majorité des gens ce mot évoque les tables tournantes, les nuits d'Halloween ou la chasse aux fantômes. Cette perception galvaudée de ce mouvement de pensées mérite d'être corrigée.

Un spirite est une personne qui prétend communiquer avec l'esprit des morts par l'intermédiaire d'un médium. Cette définition doit être précisée car je me suis aperçu au fil des discussions que beaucoup de personnes assimilent les spirites à des médiums, alors que l'on peut être spirite sans être médium et inversement.

Cinq intervenants du colloque de Toulouse étaient des médecins spirites se réclamant de la doctrine enseignée par Allan Kardec ; autrement dit des praticiens, docteurs en médecine, exerçant des spécialités classiques de thérapies traditionnelles occidentales, mais qui ont en plus l'étonnante particularité de traiter leurs patients en tenant compte des diverses informations reçues de l'au-delà. Imaginez un seul instant votre médecin traitant, votre chirurgien, votre cardiologue ou votre anesthésiste se disant connecté à l'au-delà ! Que feriez-vous s'il vous avouait la chose possible ? Il y a de bonnes chances que vous le prendriez pour un véritable cinglé et que vous changeriez au plus vite de crémerie, non ? Pourtant, je vous assure que les scientifiques que j'ai eu la chance d'écouter durant ces deux jours sont on ne peut plus normaux ; leurs discours sont sensés et leurs exposés rigoureux. Ils mangent, ils boivent, ils rient, ils se déplacent en marchant comme vous et moi et j'en ai même vu quelques-uns qui demandaient où étaient les toilettes ; bref, ce ne sont pas des extraterrestres !

La salle des congrès de l'hôtel Mercure était pleine mais, incontestablement, si l'événement avait été médiatiquement mieux relayé, ce ne sont pas des centaines de personnes qui seraient venues assister à ce surprenant colloque mais plutôt des milliers. Effectivement, mis à part quelques revues spécialisées et une émission de radio confidentielle à laquelle j'avais participé, aucun journaliste n'avait osé se mouiller pour annoncer l'événement. Par manque d'informations, dans la tête des gens, le spiritisme est synonyme d'un mouvement sectaire et occulte qu'il faut fuir sans délai.

À la fin du discours d'inauguration de Marlène Nobre, il me vint une idée : faire un film documentaire avec elle et Jean-Paul Evrard, l'organisateur du colloque, pour expliquer de façon très simple à un maximum de personnes ce qu'était le spiritisme. Oui mais voilà, il fallait aller très vite car dans quarante-huit heures Marlène Nobre retournait au Brésil et Jean-Paul Evrard en Belgique. De plus, j'avais très envie que ce film se fasse en France ; en France et de préférence à Toulouse, ma petite ville chérie. C'était un pari un peu fou mais je me disais que si l'idée était bonne, l'au-delà me donnerait sans doute un sérieux coup de main pour abattre toutes les barrières qui s'opposeraient à la réalisation du film qui était déjà dans ma tête. Mon intuition fut bonne et les choses s'organisèrent avec une incroyable facilité. En début de matinée, je contactais les Débowska, une société de productions cinématographique d'origine polonaise qui a plus de quatre cents films à son actif (www.debowska.fr). Ils acceptèrent sans aucune hésitation ma proposition. Le lendemain matin, à onze heures trente, leur grosse caméra ronronna pendant plus de cinquante minutes devant Marlène Nobre, Jean Paul Evrard et... votre serviteur.

Comment se passe une séance de spiritisme ? Comment cette science peut-elle apporter un soutien moral ou permet-elle de soigner certaines maladies ? Comment fonctionnent les hôpitaux spirites au Brésil ? Comment sont choisis les médiums qui travaillent dans ces hôpitaux ? Faut-il avoir peur du spiritisme ? Toutes ces questions, je les ai posées à Marlène Nobre et Jean Paul Evrard. Leurs réponses sont dans les prochaines pages.

CHAPITRE 8
Médecine et spiritisme

Interview de Marlène Nobre et de Jean-Paul Evrard du 25 octobre 2009.

Dr Marlène Nobre : Médecin gynécologue, cancérologue, membre de l'Institut National pour l'Assistance Sociale et la Sécurité Sociale, président de l'Association Médico-Spirite International (IMSA), président de l'Association Brésilienne des Médecins Spirites (BMSA) à São Paulo (Brésil).

Jean-Paul Evrard : Président du Mouvement Spirite Francophone (Belgique).

(JJC) – Pourquoi avoir choisi la France et en particulier Toulouse pour faire un colloque international intitulé Médecine et spiritualité ?

(MN) – Je crois que l'explication est dans le monde spirituel !

(JJC) – Vous voulez dire que nous n'avons pas les clés pour comprendre ce choix, c'est ça ?

(MN) – Oui, exactement ! (rires) Mais il y a aussi d'autres raisons ; je suis très amie avec Jean-Paul Evrard et aussi avec les membres du mouvement spirite français. Toutes ces personnes m'ont sollicitée parce qu'elles savaient que je réalisais déjà des colloques de ce genre au Brésil. Jean-Paul Evrard a organisé un premier colloque l'année dernière chez lui en Belgique et nous faisons donc le second cette année ici.

(JPE) – Jai eu l'idée de faire ce deuxième colloque à Toulouse mais, Marlène a raison ; nous ne savons pas trop comment les choses s'organisent car les clés sont dans le monde spirituel. Quand j'ai une idée, je ne sais absolument pas d'où me vient l'inspiration... Il faut faire des colloques car, quand on parle de spiritualité, on parle trop souvent de tout et de n'importe quoi ! On a tendance à tout confondre. Et puis, par ignorance du monde spirituel, certains comportements atypiques sont traités par nos sociétés occidentales comme de véritables maladies. La schizophrénie par exemple. Il arrive très souvent que de jeunes médiums soient amenés dans des hôpitaux psychiatriques. On les bourre de médicaments pour soigner leur prétendue maladie mentale ! Certains médiums pris pour des schizophrènes entendent des voix qui les conseillent pour leur vie personnelle ou pour leur travail ; ils peuvent très bien vivre avec ça mais ce qu'ils disent n'est pas accepté, alors on décide de les traiter. Pour donner un exemple précis de cela, je peux vous raconter l'histoire de cette jeune fille de dix-sept ans que nous avions accueillie chez nous. Apprenant qu'elle était venue nous donner des messages médiumniques, les parents ont appelé un médecin en lui demandant d'interner leur fille qui devenait complètement folle. Heureusement, le médecin nous connaissait, savait que nous étions sérieux et a donc refusé l'internement. Maintenant cette fille a 22 ans. Majeure, elle est épanouie et assume pleinement sa médiumnité. Ses parents aussi ; ce sont même devenus de très bons amis ; on va chez eux, ils viennent chez nous... Une chance ! Mais pour un cas comme celui-ci combien d'adolescents médiums finissent abandonnés dans des hôpitaux psychiatriques ? Et tout ceci uniquement par manque d'information ! Donc l'idée c'est de faire connaître au monde médical et aux gens comment on peut évoluer normalement dans une société en se servant de sa spiritualité ou de sa médiumnité. Il y a du travail car peu de monde ose parler de ces sujets. J'ai eu l'occasion de converser avec le professeur Dirkens et un médecin psychiatre avec lesquels je faisais une émission TV ; hors caméra, ils n'avaient aucun problème pour parler du monde invisible et de l'au-delà en lesquels ils croyaient. Par contre, en plateau les choses furent bien différentes : pas un mot là-dessus ! La fuite totale ! Il faut être courageux pour parler publiquement de ça comme le fait le docteur Charbonier.

(JJC) – Je ne suis pas d'accord ; il ne s'agit pas pour moi de courage car je serais beaucoup plus mal à l'aise de ne pas communiquer le fruit de mes recherches. Je pense que l'élément déclencheur de toute ma démarche a été en ce qui me concerne cette fameuse expérience de sortie de corps vécue pendant une garde de SAMU. Ce jour-là, j'ai physiquement ressenti l'âme du blessé que j'avais à réanimer quitter le corps au moment de sa mort et ce fut pour moi une véritable révélation ; à la fois sur la certitude de l'existence d'une vie après la mort mais aussi sur celle de l'existence d'un esprit qui « habite un véhicule terrestre ». J'aimerais savoir si vous aussi, Marlène et Jean-Paul, vous avez vécu une expérience similaire qui vous a amené à vous intéresser à ces sujets. Autrement dit, est-on spirite dès sa naissance ou le devient-on après une réflexion personnelle issue d'un vécu transcendant ?

(MN) – Je suis née spirite parce que mon père, ma mère étaient déjà spirites. Toute ma famille est spirite. Pour moi c'est naturel, d'autant plus que toutes mes expériences spirites de communication avec les esprits n'ont fait que confirmer ce que mes parents m'avaient déjà enseigné depuis longtemps. J'ai aussi eu la chance de travailler avec Francisco Càndido Xavier à Ubéraba dans le Minas Gerais pendant quatre ans, et grâce à lui j'ai pu recevoir des informations spirituelles dans les domaines scientifiques et personnels.

(JJC) – Pouvez-vous nous rappeler qui était Francisco Càndido Xavier ?

(MN) – C'était un très grand médium. Il est né le 2 avril 1910 et il s'est désincarné le 30 juin 2002. Élu le « Mineiro du XXe siècle » en 2000 par la population du Minas Gerais, il était très populaire au Brésil et nous allons célébrer l'année prochaine le centenaire de sa naissance. Il a commencé à faire état de sa médiumnité à l'âge de 17 ans. Il a grandement favorisé l'assistance et la promotion sociale et spirituelle de l'être humain.

(JJC) – Il faisait de l'écriture automatique, c'est bien ça ?

(MN) – Oui, exactement. Il recevait de cette façon les messages de l'au-delà.

(JJC) – Sa production littéraire obtenue par ce procédé est énorme n'est-ce pas ?

(MN) – Oui, énorme puisqu'il a écrit plus de 430 ouvrages de cette façon !

(JJC) – Jean-Paul Evrard, es-tu toi aussi né dans une famille de spirites ?

(JPE) – On peut dire ça aussi, mais avant de répondre à ta question, je voudrais préciser quelques anecdotes concernant Francisco Xavier qui, lui, a beaucoup souffert de sa médiumnité car il est né dans un milieu qui n'était pas du tout spirite. En dehors de l'écriture de ses ouvrages, il a également délivré de nombreux messages personnels pour aider les gens. Il a notamment fait une émission télévisée qui devait durer une heure et qui a en fait duré des mois tellement le succès était grand. Il a donné un jour la composition d'un médicament pour soigner un malade, et au moment où il a donné cette information précise, le médicament n'existait pas car personne ne l'avait encore inventé ! C'est vraiment là la preuve irréfutable que les informations qui lui arrivaient par médiumnité n'étaient produites ni par son subconscient, ni par des phénomènes télépathiques venant de ses consultants.

(JJC) – Je suppose qu'il n'avait aucune formation médicale ou pharmacologique particulière lui permettant de donner la composition chimique d'un médicament ?

(MN) – Non, il était simplement aidé par les médecins de l'au-delà ! (rires)

(JPE) – Francisco Xavier a aussi écrit un livre qui n'est pas encore publié en France et qui s'intitule « Mécanisme de la médiumnité ». Dans cet ouvrage il explique la médiumnité par des notions de physique quantique alors qu'il n'avait reçu aucun enseignement scientifique et qu'à l'époque où il a écrit ce texte, personne ne parlait encore de ce modèle de pensée qui n'était réservé qu'à de très rares initiés. Mais pour en revenir à ta question initiale, non, je ne suis pas né dans une famille entièrement spirite comme celle de Marlène. Mon papa était spirite, il l'est devenu très tard mais je l'ai perdu à l'âge de onze ans et maman n'adhérait pas à ce mouvement, donc on peut comprendre que mon adolescence n'a pas été imprégnée d'une culture spirite. Mais un jour, en fouillant le grenier de la maison, j'ai trouvé un vieux livre de mon père et, à la suite de ça, j'ai demandé à ma mère si la fédération spirite existait toujours. Maman m'a donné les coordonnées de l'endroit où se rendait papa pour ses réunions. Et c'est comme ça qu'à l'âge de vingt ans j'ai pu retrouver les anciens amis de papa. J'ai été très bien accueilli. J'ai tout de suite reçu des messages formidables dont j'ai pu vérifier la véracité.

(JJC) – Les messages étaient donnés par ton père ?

(JPE) – Non, pas uniquement par mon père, surtout par d'autres esprits.

(JJC) – C'est toi qui recevais directement ces messages ?

(JPE) – Non, ils étaient donnés par les médiums lors des réunions. Les médiums captent les esprits présents et nous transmettent leurs messages qui sont toujours très nombreux. J'ai pu tout de suite tirer d'énormes bénéfices personnels de ces messages et cela fait maintenant presque trente ans que ça dure puisque depuis je n'ai plus jamais quitté ces réunions spirites. Par contre, j'ai sept frères et sœurs et je suis le seul à m'être investi là-dedans. Je suis le seul spirite de la famille.

(JJC) – En fait on ne connaît pas très bien la signification du mot spirite. Être spirite ça veut dire quoi ? Pour certaines personnes, être spirite cela signifie faire tourner les tables ou jouer au oui-jà.

(MN) – Nous sommes loin des tables tournantes et du oui-jà ! (rires). Nous étudions l'œuvre primordiale d'Allan Kardec et tout son enseignement. Nous nous réunissons pour comparer nos recherches. Nous éditons une revue spirite fondée sur les écrits d'Allan Kardec et aussi sur ceux de Francisco Xavier qui nous donnent un tas de connaissances sur l'au-delà. Le spiritisme nous invite à l'Amour Universel, à se dépasser pour donner aux autres, à être généreux, charitable. Nous avons aujourd'hui des choses très tristes dans ce champ-là sur terre et ce message d'Amour Universel est très, très important. Le spiritisme transforme les gens en les faisant évoluer vers l'amour et la spiritualité.

(JJC) – Comment expliquez-vous qu'étant français, Allan Kardec soit plus connu et plus étudié au Brésil qu'en France ?

(MN) – C'est parce que tous les Français se réincarnent au Brésil ! (rires) Ils se préfèrent chez nous ! (rires plus forts)

(JPE) – Il est vrai que le spiritisme a dans certains pays une mauvaise réputation parce qu'il est mal connu, galvaudé, caricaturé, moqué, détourné de ses objectifs premiers. Beaucoup de personnes confondent le spiritisme avec la médiumnité alors que l'on peut être spirite sans être médium et inversement. Au début de son histoire, le spiritisme était plutôt un jeu de salon avec des tables tournantes mais Kardec, en tant que scientifique, a voulu étudier tous ces contacts médiumniques de façon sérieuse et rigoureuse, et c'est essentiellement lui qui a donné au spiritisme ses lettres de noblesse en démontrant qu'il émergeait une véritable conscience énergétique à travers les messages reçus. À partir de là est ressorti tout son enseignement qui n'a rien à voir avec la parapsychologie ou la divination. Il a eu l'idée de rechercher à travers les messages recueillis par les médiums les identités des esprits désincarnés et il a fait ainsi des découvertes extraordinaires. De tous ces messages sont sorties des informations sur les différentes interactions entre le monde spirituel et le monde matériel qui peuvent effectivement aboutir à des problèmes de santé mentale ou physique comme je le disais il y a un instant.

(JJC) – Le rapport du spiritisme à la santé est mal connu. La possession, l'incorporation, la médiumnité seraient bien trop souvent confondus avec une redoutable maladie mentale appelée schizophrénie.

(MN) – La symptomatologie est très proche, surtout si le médium ne sait pas maîtriser son don ; il voit des entités, entend des voix et peut être débordé par toutes ces apparitions et tous ces sons qu'il est le seul à percevoir. Et cela peut déboucher sur une véritable maladie mentale. Heureusement, les psychiatres spirites font la différence entre la médiumnité et la maladie mentale.

(JJC) – Chez nous, cette distinction n'existe pas et si on ne veut pas finir enfermé, il vaut mieux ne pas faire état de sa médiumnité à un psychiatre !

(MN) – Vous n'êtes pas les seuls ; à Londres où je donnais une conférence, un journaliste m'a fait la même réflexion. (rires) Au Brésil, nous avons une petite centaine d'hôpitaux spirites. Dans ces structures, nous avons des psychiatres spirites qui donnent des consultations et aussi des réunions de médiums qui fournissent des informations sur des malades hospitalisés ou sur des consultants.

(JJC) – Quelles pathologies traitez-vous dans ces hôpitaux ?

(MN) – Nous traitons essentiellement les maladies mentales.

(JJC) – Comment traitez-vous ces maladies ?

(MN) – Lorsque la maladie mentale est avérée, nos psychiatres spirites la traitent avec les moyens conventionnels en utilisant les médicaments habituels. Mais nous la traitons aussi d'une autre façon grâce aux renseignements que nous donnent les médiums.

(JJC) – Quels sont ces renseignements ?

(MN) – Les médiums nous donnent des informations sur la maladie elle-même ou sur les vies antérieures du malade.

(JJC) – Utilisez-vous les méthodes de régression sous hypnose pour connaître les vies antérieures des malades comme le fait le neuropsychiatre Brian Weiss ?

(MN) – Non, nous ne pouvons pas faire ça ; nos patients hospitalisés sont psychologiquement trop fragiles pour pouvoir bénéficier de cette technique. Les médiums donnent aux psychiatres les renseignements sur les vies antérieures du patient et celui-ci est toujours traité en tenant compte de ces précieuses informations.

(JJC) – Les médiums sont rémunérés pour faire ce travail ?

(MN) – Non, absolument pas, ils font cela bénévolement pour aider les gens. Nous les sélectionnons pour leur réputation et ils travaillent en général dans plusieurs centres spirites.

(JJC) – Avez-vous dans ces hôpitaux des groupes de prières ?

(MN) – Oui, nous avons des gens qui se réunissent pour prier pour tous les malades hospitalisés et aussi quelques fois pour des cas spécifiques particulièrement graves. Il a été prouvé que les résultats thérapeutiques étaient meilleurs dans les hôpitaux spirites que dans les autres hôpitaux psychiatriques. On guérit plus vite chez nous et c'est pour cela que nous n'avons pas assez de place pour accueillir tout le monde !

(JJC) – Est-ce que les groupes de prières existent aussi en Belgique dans les associations spirites ?

(JPE) – Oui, cela existe aussi chez nous, mais pas à l'échelle du Brésil puisque là-bas, dans ces hôpitaux spirites, ce sont plusieurs centaines de personnes qui se réunissent pour prier pour les malades. En ce qui concerne l'expérience du petit groupe de prières auquel j'appartiens, en une dizaine d'années, nous avons assisté à quatre guérisons spectaculaires médicalement inexpliquées : trois personnes sorties d'un coma profond jugé irréversible par les médecins, et un cas de cancer généralisé qui était condamné à brève échéance, il y a trois ans de cela, et qui va aujourd'hui très bien puisque le malade en question a pu reprendre une vie tout à fait normale, et est même parti en vacances cet été comme si rien ne s'était passé ! Si, pour beaucoup de cas, on a assisté à des améliorations ou à des guérisons sans savoir quel rôle à joué la prière et la médecine dans cette évolution, pour ces quatre cas, on peut penser que le rôle de la prière a été prépondérant, vu que ces patients étaient dans des états désespérés, sans aucun espoir médical de guérison.

(JJC) – Est-ce que tout le monde participe aux groupes de prières ?

(JPE) – Oui bien sûr, il n'est pas nécessaire d'être médium pour prier. La médiumnité le contact avec les esprits et la prière sont deux choses différentes et complémentaires.

(JJC) – Comment se déroule une séance de contact avec les esprits ?

(JPE) – Les séances se déroulent à jour et heure précis, par exemple chez nous le mardi, pour que les esprits qui nous guident soient au rendez-vous. Nous nous recueillons tous ensemble et nous prions pour être dans le calme, l'harmonie et la sérénité. Il faut que l'atmosphère soit favorable à ce type d'activité et que les personnes présentes fonctionnent en synergie. Les gens se regroupent en général par affinité. À un moment donné, les médiums reçoivent des messages et nous les font partager.

(JJC) – De quelle façon ?

(JPE) – La plupart du temps les médiums sont incorporés par les esprits. Le subconscient du médium est abandonné et l'esprit utilise le corps du médium pour s'exprimer par l'écriture, la parole ou par les deux. Lorsque le contact est établi avec l'esprit, on peut dialoguer avec lui. Le plus souvent ce dialogue se fait par la pensée.

(JJC) – Par télépathie ?

(JPE) – Oui, exactement. Et les réponses du médium correspondent aux questions posées par télépathie. C'est extraordinaire, ça fonctionne très bien. J'ai pu l'expérimenter personnellement de nombreuses fois ; je posais une question à l'esprit présent et le médium me répondait instantanément ! Il nous arrive aussi de rencontrer des esprits en souffrance qui sont dans le négatif ou la colère. Certains sont même violents et dans ce cas le médium peut subir des agressions physiques. Il faut savoir leur faire comprendre qu'ils sont dans l'erreur et qu'ils doivent abandonner tout sentiment de haine ou de rancœur. On leur explique que s'ils persistent dans cette voie, ils vivront dans leur prochaine incarnation tout le mal qu'ils font subir aux autres. Il faut les aider à rejoindre la lumière, la fameuse lumière des NDE… Un médium à incorporation doit être psychologiquement très solide et très équilibré pour contrôler parfaitement ce qu'il ressent car il n'est pas question pour lui de se faire envahir n'importe où et dans n'importe quelle circonstance par des incorporations subites, comme par exemple pendant son travail ou en présence de personnes non averties. Je me souviens par exemple au cours d'une séance de cette jeune femme incorporée de façon brutale par un esprit alors qu'elle ne s'y attendait pas. Sa voix changea instantanément pour délivrer les messages de l'esprit et juste avant ça elle nous dit : « Ah merde alors, je m'en vais ! »

(JJC) – Vous rencontrez souvent ces esprits haineux au cours des séances ?

(JPE) – Oui, très souvent. C'est d'ailleurs pour ça qu'il faut faire très attention. On ne doit pas « s'amuser » à faire du spiritisme n'importe comment avec n'importe qui. Pendant une séance normale, nous avons avec nous trois médiums à incorporation et nous traitons chaque fois trois ou quatre esprits haineux. Il arrive aussi que le même esprit haineux vienne plusieurs fois, soit au cours de la même séance, soit au cours de plusieurs séances si nous ne parvenons pas à le faire monter dans la lumière dès la première tentative.

(JJC) – Marlène Nobre, vous avez beaucoup étudié les possessions. Pouvez-vous nous dire d'où viennent ses esprits qui envahissent certaines personnes malades ?

(MN) – Ce sont des esprits qui viennent du passé de chaque individu et qui ont de la haine envers l'obsédé.

(JJC) – Vous voulez dire que ces esprits viendraient des vies antérieures de l'obsédé, c'est ça ?

(MN) – Oui, exactement. Ils veulent faire beaucoup de mal à l'obsédé. Il faut que l'obsédé comprenne le phénomène et fasse un travail intérieur pour faire éloigner les esprits possesseurs qui l'envahissent. Il faut que l'obsédé développe ses pensées positives et se remplisse d'amour. Nous l'aidons dans ces objectifs-là. Nous travaillons avec lui pour qu'il construise une nouvelle vie basée sur la spiritualité, sur les pensées positives, sur l'amour à donner...

(JJC) – Sur le pardon ?

(MN) – Oui, surtout sur le pardon. Mais tout ceci n'est pas facile car il nous faut obtenir l'acceptation et la coopération de l'obsédé. Nos médiums nous aident beaucoup dans cette démarche en nous donnant les identités des esprits possesseurs qui sont effectivement reconnus par les obsédés. Ces esprits parlent du passé de l'obsédé : ils sont dans la colère et font des menaces. Il faut arriver à ce que l'esprit possesseur se calme et pardonne. Cette conquête n'est pas évidente mais c'est la seule façon de guérir l'obsédé. Une fois libéré de l'emprise de cet esprit haineux sa transformation est radicale et il peut vivre enfin normalement.

(JJC) – Mis à part les prières et les contacts médiumniques, avez-vous d'autres techniques de soins ?

(MN) – Oui, nous travaillons aussi avec de l'eau. Les esprits qui nous aident nous disent que nous devons travailler avec les passes magnétiques mais aussi avec l'eau.

(JJC) – De quelle manière utilisez-vous l'eau pour les soins ?

(MN) – L'eau est tout à fait ordinaire au début. Elle est placée dans des récipients et nous nous réunissons autour de cette eau collectée pour lui envoyer des prières, des messages d'amour ou pour lui prodiguer des passes magnétiques. Les malades emportent chez eux cette eau et l'utilisent régulièrement.

(JJC) – Comment l'utilisent-ils ?

(MN) – Ils boivent une petite tasse de cette eau trois fois par jour. C'est tout. Et nous avons de très bons résultats.

(JJC) – Masaru Emoto a démontré que la structure moléculaire de l'eau se modifiait lorsqu'on lui envoyait des prières et des pensées d'amour. Il a ainsi obtenu de magnifiques images de cristaux harmonieux en microscopie électronique. Connaissez-vous ses travaux ?

(MN) – Oui, bien sûr, j'ai lu tous ses livres et ses recherches vont tout à fait dans le sens de ce que je viens de dire ; l'amour et les pensées positives peuvent être véhiculés et transmis par l'eau. Emoto l'a démontré scientifiquement.

(JJC) – Existe-t-il d'autres hôpitaux spirites dans le monde ?

(MN) – Non, pas à ma connaissance. Ces hôpitaux n'existent qu'au Brésil et c'est bien dommage car les résultats sont là pour prouver qu'il faudrait étendre nos pratiques dans d'autres pays.

(JJC) – Comment sont financées vos structures de soins ?

(MN) – Exactement comme les autres hôpitaux du Brésil ; une partie par la sécurité sociale et une autre partie par des fonds personnels ou par des assurances privées. Nos hôpitaux sont reconnus d'intérêt public par l'État brésilien.

(JJC) – Marlène Nobre et Jean-Paul Evrard, pour conclure cet entretien, auriez-vous un souhait à formuler pour les années à venir ?

(MN) – Oui, j'espère de tout mon cœur que, partout dans le monde, la médecine soit influencée par la spiritualité. Le siècle qui vient a cet immense espoir à remplir.

(JPE) – Je vais conclure en racontant une anecdote qui résume bien tout ce que nous venons de dire. Un psychiatre qui ne croyait absolument pas aux NDE a eu l'occasion d'en vivre une au cours d'un accident. Ce médecin est maintenant complètement transformé par son expérience. Il s'est tourné vers la spiritualité et adhère à ce que nous faisons au mouvement spirite alors que ce n'était bien sûr pas le cas avant. Si on lui demande ce qu'il faudrait faire à ses collègues pour qu'ils changent d'avis sur la réalité de l'au-delà, il répond : il faudrait qu'ils subissent tous une

NDE ! Je crois que beaucoup auraient besoin de cet électrochoc pour ouvrir enfin les yeux et comprendre ! Surtout en France…

DEUXIÈME PARTIE

La puissance de la prière

CHAPITRE 9
Les secrets

Par une belle après-midi d'octobre, Michèle Riffard, la doyenne des médiums français, m'a donné le secret.

Le secret ou plutôt les secrets; les phrases « magiques » à prononcer pour guérir les maux les plus coriaces; les paroles sacrées pour combattre les douleurs des brûlures; les mots clés pour calmer les agonies hémorragiques ou les supplices des obstructions vasculaires; les incantations pour réduire l'addiction des intoxications tabagiques.

Ce genre de chose ne se transmet que de bouche à oreille, au fil des générations successives, comme les bouilleurs de crus qui lèvent de père en fils les mystères de l'alambic. Magnétiseurs et guérisseurs en font de même. La confidence doit être bien gardée. Celui ou celle qui, pressé par le temps, doit choisir un digne héritier avant de quitter la scène, cède en quelques minutes le pouvoir de guérir. Michèle Riffard avait fait son choix. Oui, mais pourquoi moi? Dans cette décision il y a sans aucun doute un autre secret : celui de son propre choix qu'elle emportera sûrement avec elle. J'entends encore son petit rire espiègle quand je lui ai posé la question. Ce fut là sa seule réponse et je savais parfaitement qu'il était inutile d'insister.

Michèle et moi sommes unis par une tendre complicité, et ceci dès le jour de notre première rencontre, comme si nous nous connaissions depuis toujours, comme si nous ne nous étions jamais quittés, comme si nous avions toujours vécu ensemble. Dans une autre vie peut être ? Oui c'est ça, dans une autre vie ou même pourquoi pas : dans d'autres vies... Si bien que lorsqu'elle m'a dit un jour « Tu sais, je vais te donner mon secret pour guérir et tu es le seul à qui je vais le donner », bizarrement, j'ai trouvé dans un premier temps l'initiative presque légitime. Et quand elle a rajouté « Ce secret-là il ne sera désormais qu'à toi et tu en feras ce que tu voudras », j'ai aussitôt pensé qu'il serait tout à fait inconcevable de ne pas le partager avec un maximum de personnes. D'emblée je savais que si ces prières m'étaient confiées, je ne les garderais pas jalousement pour moi mais je les publierais dans un livre. Je le savais et je suis presque certain que Michèle aussi le savait.

Michèle Riffard est une petite femme de 84 ans connue et reconnue pour avoir à son actif de nombreuses guérisons inexpliquées. Elle appartient au cercle très restreint des médiums qui interviennent dans des groupes d'aide aux personnes en deuil. Ces assemblées de bénévoles sont encore insuffisamment nombreuses pour couvrir la détresse de celles et ceux qui ne parviennent pas à accepter le départ d'un être cher. Toutefois, il existe malgré tout, dans notre beau pays matérialiste où les religions n'en finissent plus d'agoniser, plus de soixante-dix associations de ce type qui travaillent sans relâche pour apaiser les traumatismes du deuil. Les personnes en souffrance qui fréquentent les manifestations qu'elles organisent sont le plus souvent des jeunes couples brisés par le départ prématuré d'un conjoint ou des parents venant de perdre leur enfant. La perte d'un enfant ! Quoi de plus révoltant sur cette planète que de voir mourir l'aboutissement de toute une vie, le prolongement de sa propre existence terrestre, la chair de sa chair ? Non, ce n'est vraiment pas dans la logique des choses ! Que dire et que faire devant une maman ou un papa qui connaît ce drame ?

Ces redoutables interrogations, Sœur Emmanuelle les a connues à l'issue d'une de ses conférences. Au moment des traditionnelles questions anonymes griffonnées à la hâte sur des petits bouts de papier, une d'entre elles arriva comme une supplique terrible sous les yeux de la religieuse : « Mon enfant vient de mourir. Que pouvez-vous me dire ? » Elle décrit cet instant chargé d'une intense émotion en quelques lignes qui m'ont beaucoup touché : *Un silence lourd régnait dans la salle, les visages étaient tendus vers moi. La mère, quelque part parmi eux, attendait. Devant un cœur blessé à mort, les paroles d'homme n'ont plus de sens, paraissent même un outrage. Le seul qui puisse parler, c'est le Christ – et sa Mère – pour aider l'âme en tempête à atteindre le rivage où l'aimé l'attend dans la lumière de Dieu. Mais moi qui voudrais donner un sens à tout, je ne trouvais rien à dire. Les secondes s'écoulaient comme des siècles. Enfin, la gorge étranglée, j'ai articulé : « Une enfant vient de mourir. Sa mère est là ; elle attend une parole. Qu'elle veuille me pardonner, je ne trouve rien à dire. Restons quelques instants en silence. Que Dieu nous donne de laisser pénétrer en nous sa douleur ». Aucune autre question n'a été posée ce soir-là. Devant l'énigme insensée de la mort, le reste paraît charade* (*Confession d'une religieuse*, Flammarion, 2008, pp. 271-272).

Face à l'insurmontable dépression secondaire à cette scandaleuse disparition, que propose la médecine occidentale ? Des psychotropes ? Des cures de sommeil ? Des « prises en charge psychologiques » ? Oui, mais sont-ce vraiment là les solutions parfaites, les remèdes miracles à cette terrible déflagration familiale ? Non, bien sûr que non ! Alors, s'il existe d'autres moyens de faire accepter l'inacceptable, il ne faut pas hésiter une seconde pour les utiliser. Du moins, c'est ma conviction. Or, sans nul doute, la médiumnité et les conférences que je fais sur le sujet de l'après-vie font partie de ces pansements de fortune. En effet, quoi de plus réconfortant pour une maman qui vient de subir l'innommable que d'avoir un signe de reconnaissance médiumnique lui montrant que l'amour qu'elle pleure à en crever est encore bien vivant de l'autre côté du voile ? Quoi de plus apaisant dans cette tragédie que d'entendre un anesthésiste réanimateur énoncer les preuves scientifiques d'une vie après la vie ? Mise à part bien sûr la foi évoquée par Sœur Emmanuelle, rien ou pas grand chose. J'ai pu constater à maintes reprises l'action thérapeutique des contacts médiumniques et de mes conférences sur les souffrances du deuil qui agissent en l'occurrence comme une véritable médecine alternative. Les nombreux courriers de remerciement qui me sont adressés sont là pour en témoigner.

Bien sûr, tout n'est pas rose au pays des médiums et il faut aussi savoir faire preuve de discernement ; distinguer ceux qui sont doués pour avoir la grâce divine de recevoir des informations de l'au-delà de tous les autres : les charlatans qui s'engouffrent dans la brèche pour exploiter la détresse humaine. Mais on ne doit pas non plus faire d'amalgames excessifs : tous les médiums ne sont pas des escrocs, loin de là ! Soutenir cet axiome serait tout aussi stupide que de penser qu'il n'y a que des gens honnêtes dans la corporation médicale ! D'autre part, proclamer haut et fort que la médiumnité empêche de faire un travail de deuil est tout aussi stupide. Faire le deuil de la perte d'un enfant ne consiste pas à oublier sa disparition mais plutôt à l'accepter. Entre l'oubli et l'acceptation, la nuance est de taille et il serait tout à fait aberrant de vouloir prétendre le contraire ! Comment pourrait-on oublier un pareil cataclysme ?

À ce jour, j'ai effectué plus de cent trente conférences dans ces associations d'aide aux personnes en deuil. Autant dire que je commence à très bien connaître cette véritable petite famille constituée spontanément pour soutenir celles et ceux qui, n'acceptant pas la mort d'un proche, sont au bord des dépressions les plus sévères avec un risque majeur de suicide. J'ai rencontré au cœur de ces assemblées des gens formidables tant au niveau des organisateurs que des médiums sévèrement sélectionnés pour intervenir dans des séances publiques. Parmi la petite vingtaine de médiums triés sur le volet qui ont l'habitude de fréquenter ces milieux si particuliers, Michèle Riffard est devenue pour moi bien plus qu'une simple amie, et les quatre prières écrites de sa main sur deux bouts de papiers jaunis qu'elle m'a un jour remis très solennellement sont toujours dans mon portefeuille. Je les garde précieusement comme une relique pétrie d'affection. Je les livre ici *ex abrupto*, sans aucun jugement, accompagnées des recommandations de Michèle. À chacun d'en faire l'usage qu'il jugera opportun selon ses propres convictions.

Puissent ces prières aider un maximum de malades !

Pour arrêter le feu

Il faut associer à cette prière une gestuelle particulière et la débuter en faisant, avec le pouce de la main droite si on est droitier ou celui de la main gauche si on est gaucher, un mouvement de spirale dans le sens des aiguilles d'une montre sur toute la surface de la brûlure. Le centre de la spirale étant celui de la lésion. Il faut ensuite souffler très légèrement sur la partie à traiter.

X X X signifie qu'il faut, avec le même pouce qui a dessiné la spirale, faire trois petites croix au-dessus de la brûlure.

Toutes ces manœuvres doivent s'effectuer dans une ambiance de profond recueillement. En particulier, celui ou celle qui pratique le secret doit être dans l'humilité et la prière. Il ne s'agit nullement de vouloir démontrer quoi que ce soit à qui que ce soit dans un débordement intempestif de l'ego, mais au contraire de demander de l'aide aux forces invisibles de l'au-delà pour guérir celui ou celle que l'on désire soigner.

À aucun moment la partie brûlée n'est touchée. Le mouvement de spirale ascendant et les signes de croix sont pratiqués sans contact direct avec la zone concernée.

Voici donc cette prière :

(Spirale et X X X puis souffle léger sur la lésion)
Oh bon Saint Laurent qui sur un brasier ardent (X X X),
Tournant et retournant vous n'étiez pas souffrant (X X X),
Faites par votre grâce (X X X)
Que cette douleur s'efface (X X X)
Feu de Dieu, perds ta chaleur (X X X)
Comme Judas perdit sa couleur (X X X)
Quand il trahit Jésus au Jardin des Oliviers (X X X).
Feu de Dieu perds ta chaleur (X X X).

Pour arrêter une hémorragie

Corpus resurescit.
Oh sang arrête.
Du sang d'Adam est né la mort,
Du sang du Christ est né la vie.
Corpus resurescit.
Oh sang arrête.
Terminer en récitant deux paters et deux aves.

Pour stopper une thrombose

Corpus resurescit.
Oh sang circule.
Du sang d'Adam est né la mort,
Du sang du Christ est né la vie.
Corpus resurescit.
Oh sang circule.
Terminer en récitant deux paters et deux aves.

Pour arrêter de fumer

Tabac, cigarettes, cigares,
Éloignez de cette personne (prénom et âge)
Que tu ne sèmes plus la souffrance.
Va-t'en fumée,
Quitte ce corps devenu ton esclave,
Ne fais plus souffrir,
Au nom du bon Dieu et de ceux qui te protègent.
Terminer en récitant trois paters et trois aves.

J'ai déjà testé à de nombreuses reprises l'efficacité de ces prières. Pour être tout à fait honnête, je reconnais volontiers que je ne peux en tirer aucune conclusion hâtive car, pour des raisons éthiques bien compréhensibles, je n'ai jamais substitué cette technique de soins à une thérapeutique médicale classique. Les prières étaient donc faites en plus du traitement habituel des hémorragies, des thromboses vasculaires ou des brûlures (je n'ai pas encore eu l'occasion d'utiliser la prière pour arrêter de fumer). Je suis par conséquent totalement incapable de dire si ce sont les prières ou les médicaments qui ont guéri certains de mes patients. J'ose imaginer qu'il doit probablement s'agir de la somme des deux effets…

En ce qui concerne la prière pour arrêter le feu, s'il vous arrive de la pratiquer, vous pourrez constater comme moi qu'il existe des cas où le soulagement de la brûlure survient de façon spectaculaire dès la fin de la prière. Comment ça marche ? Je l'ignore totalement, mais ça marche, et c'est bien là l'essentiel non ?

Dans les centres de grands brûlés, de plus en plus de médecins font appel à des gens qui arrêtent le feu. Ce fut le cas au CHU de Toulouse Rangueil à l'époque où j'effectuais mon stage d'externat. Une dame venait bénévolement réciter des prières pour soulager avec souvent une spectaculaire et incompréhensible efficacité les douleurs des malheureux patients. Aujourd'hui, de nombreux CHU, comme par exemple celui d'Annecy, ont banalisé ces techniques de soins alternatifs en reconnaissant leurs effets positifs sans toutefois pouvoir les expliquer. Il n'est pas rare que des médecins adressent leurs patients à des « coupeurs de feu » pour réduire les souffrances induites par les radiothérapies anticancéreuses ou par les zonas.

Il y aurait en France entre 3000 et 5000 guérisseurs-magnétiseurs. La plupart associe la prière aux différentes techniques d'imposition des mains décrites chez les Égyptiens ou dans la Bible. Si les dangereux charlatans recommandent de suspendre un traitement médical ou de différer une intervention chirurgicale pour prendre pleine possession du patient, beaucoup acceptent de travailler en collaboration avec les médecins de famille ou avec les différents spécialistes hospitaliers.

Yann Nédélec est danseur et comédien. Une nuit, une violente douleur l'assaille comme un coup de couteau. La brûlure attribuée à une poussée aiguë de zona est intolérable. En quelques heures, elle s'installe sur tout son flanc gauche et ne le lâche plus. Elle résiste aux traitements habituels ; antalgiques, anti-inflammatoires, anxiolytiques, rien n'est efficace. Un ostéopathe consulté avoue son impuissance. Yann Nédélec décide alors de tenter sa chance avec une guérisseuse réputée compétente pour ce genre de maladie. Il raconte :

Lors de la première séance, elle m'a expliqué qu'elle cernait la douleur en posant ses mains. Et c'est ce que j'ai ressenti ! À la deuxième séance, elle confine la douleur. C'est très étonnant, il y a un côté tactique, comme si un combat se déroulait à l'intérieur. À la dernière séance, elle tue la douleur. Là encore, on sent une agression à l'intérieur.

L'essentiel est là ; le patient ne souffre plus. La démonstration est faite : là où la médecine a échoué, le magnétisme et les prières ont réussi. Pourquoi ? Comment ? Mystère…

CHAPITRE 10
Comment prier

Réciter à la lettre les secrets de Michèle Riffard sans ressentir de compassion, d'empathie, ou d'amour pour celle ou celui que l'on veut guérir est tout à fait inutile. Prier dans ces conditions ne sert à rien. Prier c'est donner de l'amour en actions ou en pensées, les prières n'étant que les outils de ce don divin qui est en chacun de nous.

Bien souvent, la prière est destinée à une noble cause ou à quelqu'un de son entourage ; plutôt que de prier pour soi-même, on prie par exemple pour la paix dans le monde ou pour aider un être cher qui est en péril. « Je ne priais pas pour moi ; je priais pour les autres », m'avait confié C. B., ce patient miraculeusement guéri d'un cancer urologique envahissant son foie.

Il arrive que la personne à qui est adressée la prière ressente son effet de façon quasi instantanée. Ce fut le cas pour Frédérique Missevic. Prise dans un moment de panique bien légitime, une sensation d'apaisement la submergea au moment où on priait pour elle. Voici ce qu'elle m'écrit dans son courrier :

En 1984, j'ai passé une dizaine de jours à Alexandrie, en Égypte, chez les sœurs Saint Vincent de Paul. Ces religieuses sont des guides et des organisatrices hors pair. Une des sœurs, devant aller en voiture rendre visite à une famille, me proposa de m'emmener, de me déposer en bord de mer, et de me reprendre à son retour. Il devait être environ 17 heures lorsqu'elle m'a laissée. J'ai beaucoup marché. Le temps a passé, la plage se dépeuplait, le jour déclinait, et soudainement, j'ai été prise de panique car je n'avais ni sac, ni papier, ni argent me permettant de prendre un taxi, ni même l'adresse précise de la maison des sœurs ; je me suis sentie perdue et très vulnérable. Je continuais à marcher, habitée par cette peur quand tout à coup j'ai ressenti un grand calme intérieur, une sérénité, et, bien que ne sachant toujours pas comment je rentrerais – j'étais à des kilomètres de la Maison Provinciale –, je me disais : mais enfin, de quoi as-tu peur ? Rien ne peut t'arriver. Une vingtaine de minutes plus tard, le chauffeur, envoyé par les sœurs, me ramena à bon port. À la Maison Provinciale « ma » sœur, affolée, me prit dans ses bras : « Dieu merci ! tu es là. J'ai été obligée de rentrer après la visite pour ne pas rater la messe, mais si tu savais comme j'ai prié pour toi ! J'ai promis à Dieu que s'il te ramenait saine et sauve… » J'ai oublié ce qu'elle a promis à Dieu, mais sur le moment, je me suis dit que c'était vraiment trop ! Il n'y a aucun doute que ces prières à mon intention ont été faites au moment où j'ai été rassurée sur « mon sort ». Avec le recul, je suis persuadée que le danger n'était pas si grand, mais la peur a ses raisons, car cette expérience m'a appris que la prière, ou cette énergie transmise par la pensée est efficace.

Frédérique assimile donc la prière à « une énergie transmise par la pensée ». Elle testa l'efficacité de cette pensée positive quelques années plus tôt lors d'une promenade à Paris dans une petite rue du Marais. Selon elle, ce moyen « télépathique » aurait pu influencer les réactions de plusieurs personnes prêtes à se moquer d'elle :

Il y avait devant moi un groupe de jeunes allemandes. Elles étaient une quinzaine et s'amusaient, chaque fois qu'une personne passait devant elles, à émettre des piaillements imitant les poules, ce qui n'était ni méchant ni insultant, mais pas tellement agréable. Leur « victime », une dame qui me précédait, avait subi cet assaut de cris de basse-cour suivis de fou-rires, bien sûr. Or, je n'avais pas du tout envie de subir cela à mon tour... Je me suis dit intérieurement et avec force : pas moi, pas question ! Et je les ai croisées dans un silence total. J'ai été la première étonnée mais vraiment soulagée !

ooo

Si la prière semble avoir des vertus protectrices, elle peut également être à l'origine de guérisons inexpliquées.

J'ai prié pour la première fois à Lourdes à l'âge de neuf ans.

J'avais bien sûr auparavant récité des prières apprises au catéchisme comme le font tous les petits garçons de mon âge ayant reçu une éducation catholique traditionnelle, mais ces récitations n'étaient pas des prières. Autant que je me souvienne, il s'agissait à l'époque pour moi d'un simple travail de mémorisation ; restituer des textes sans se tromper de mot ou sans modifier l'ordre des phrases pour ne pas se faire réprimander par le curé, c'est tout. Il n'y avait aucune spiritualité dans cet enseignement ; on ne nous apprenait pas à aimer, mais plutôt à mémoriser des termes que personne ne comprenait : « toujours vierge... immaculée conception... Jésus le fruit de vos entrailles... » Rien à voir avec la prière, la vraie ; cet acte d'amour qui doit être un dialogue avec Dieu !

Donc, ce jour-là, à Lourdes, face au rocher où est apparue Marie à Bernadette Soubirous il y a aujourd'hui un peu plus de cent cinquante ans, pour la première fois de ma vie, j'ai prié. Je n'ai pas récité le «Je vous salue Marie» ni le «Notre Père» du catéchisme, non, pas du tout; je me suis adressé à Elle avec mon cœur pour La supplier que toutes les personnes rassemblées en ces lieux guérissent. Il faut préciser que, sans vraiment savoir pourquoi, j'avais demandé à mes parents d'aller à Lourdes. Cette quête ne leur parut pas déplacée outre mesure étant donné que, suite à une mauvaise chute, le chirurgien venait de les prévenir que je resterai avec une épaule droite bloquée à dix degrés d'abduction et de rotation jusqu'à ce que je sois en âge de recevoir une prothèse articulaire. Mais moi, dans ces lieux de prières, au milieu de toute cette détresse humaine où les mieux lotis étaient sur des fauteuils roulants, mon histoire d'épaule me sembla bien dérisoire. En demandant à Marie la guérison de tous ces estropiés de la vie, je ressentis brusquement une sorte de frisson indicible qui me traversa le corps de la tête au pied et, bien plus tard, sur la longue route nous ramenant à la maison, dans la voiture au milieu de la nuit à quelques kilomètres de chez moi, une sensation encore plus étrange m'étreignit; c'était comme une main de géant qui aurait enserré mon épaule malade; une chaleur apaisante; une caresse réconfortante. Instantanément, je compris que j'étais sur le point de guérir. Effectivement, le lendemain, je bougeais mon épaule dans tous les sens comme si mon handicap avait «miraculeusement» disparu! Mes parents étaient fous de joie. Sans parler de ma grand-mère très croyante qui avait tenu à nous accompagner... Mais le plus surpris de tous fut le chirurgien qui, consulté quelques jours plus tard, s'exclama en examinant les nouveaux clichés : «Mais c'est incroyable ça, il n'y a plus la moindre trace de fracture sur ces radios!»

Je ne parviens toujours pas à expliquer le mécanisme intime de cette spectaculaire guérison. La puissance énergétique dégagée par tous ces gens en prière dans ces lieux sacrés aurait-elle eu la possibilité d'induire un champ d'action positif agissant sur mon épaule paralysée ? Est-ce le résultat d'un banal effet placebo ; convaincu d'une possible guérison en venant à Lourdes, j'aurais produit moi-même un phénomène physique débloquant mon articulation ? Et si cette limitation de mouvement à dix degrés dans tous les plans de l'espace avait été uniquement secondaire au désir caché d'être blessé ou malade ? L'influence psychologique pourrait effectivement être déterminante dans la volonté de guérir en me faisant basculer tout de go du statut du « blessé à protéger » à celui du « miraculé à admirer », et tout cela se faisant à mon insu, par le simple biais de mon inconscient. L'explication se tient, mais dans ce cas comment expliquer la disparition totale des signes radiologiques ? La psyché peut-elle avoir une action physique aussi rapide parfaitement objectivée sur des clichés de radiographie ? Et s'il s'agissait tout simplement d'une « guérison Mariale » ? Oui mais dans ce cas pourquoi moi ? Je vous assure que je n'ai rien d'un petit saint et que j'ai pour me tenir compagnie une foule de vilains défauts ! Alors dans quel but aurais-je été « choisi » pour recevoir cette grâce ? Peut-être pour que j'en parle ? Si c'est bien cela la véritable raison du phénomène, j'ai bien fait d'écrire ce chapitre !

Le Dr Hervé Staub est médecin et phyto-aromathérapeute, passionné par le domaine énergétique, et a créé en 2001 l'Association de recherche sur la bio réalité énergétique (ARBRE). D'après lui, c'est l'Amour qui est responsable des guérisons miraculeuses :

Ce que l'on appelle miracle, à Lourdes ou ailleurs, n'est rien d'autre que la manifestation de l'Amour inconditionnel. Le malade obtient gratuitement la guérison, parfois au travers d'un acte de foi et toujours par un acte d'Amour en provenance de la Source de toute chose.(...) La médecine, limitée à ses techniques, aussi sophistiquées soient-elles, ne fait que soigner. Si une personne veut guérir réellement, il lui faut l'Amour du médecin, du thérapeute. Même les maladies dites incurables sont susceptibles de guérison grâce à l'Amour. Les preuves ne manquent pas ; la plupart des guérisons inexpliquées ou celles attribuées au « hasard » en font partie (STAUB H., *Les Énergies vibratoires et le mystère de la vie,* éd. du Rocher, 2003, p. 286).

Je suis tout à fait d'accord avec mon confrère : l'Amour est indispensable à toute guérison.

La prière est avant tout un acte d'amour.

CHAPITRE 11
Les choses simples de la vie

Depuis cette véritable guérison « miraculeuse », il m'arrive souvent au cours d'une promenade de prier, de méditer en silence, écoutant la voix de la nature en sachant que l'Invisible se manifeste toujours dans le monde visible. Et c'est ce que je faisais en ce beau dimanche de mai sur cet étroit sentier de Belgique situé à l'arrière de l'hôtel où je venais de passer la nuit après une conférence qui s'était prolongée jusqu'à une heure du matin. Réveillé cinq heures plus tard par les rayons d'un soleil rasant inondant prématurément ma chambre, j'avais quatre bonnes heures devant moi avant que Gabrielle me reconduise à l'aéroport de Bruxelles où un vol direct devait me ramener sur Toulouse. Gabrielle est la présidente de « La Convie », une association de réflexions sur les différents problèmes de fonctionnement de nos sociétés. Ayant eu vent de mon existence, elle m'avait invité à intervenir chez elle pour exposer le fruit de mes recherches scientifiques sur l'après-vie. Ce petit bout de femme dynamique travaille bénévolement au service des autres pour éveiller les consciences sur les valeurs qui devraient être les priorités de toute vie humaine. Comme de nombreuses personnes que je fréquente, Gabrielle a un seul but, une seule aspiration, une seule motivation, un seul moteur d'action : aider ses contemporains à traverser leurs existences en leur indiquant le chemin de l'Amour et de la tolérance. Dès notre première rencontre, je vis qu'elle appartenait à cette catégorie-là. « Bonjour docteur, j'espère que vous avez fait un bon voyage et que vous êtes en forme car nous allons être très nombreux ce soir. J'ai dû refuser beaucoup de monde. Je ne m'attendais pas à une telle affluence. Je ne savais pas que vous étiez aussi connu que ça en Belgique ! » me dit-elle avec un petit sourire malicieux. Il y a des gens avec lesquels le courant passe dès le premier regard ; une sorte de reconnaissance d'âme. Et ce fut le cas ici.

Donc je marchais en me laissant guider par mon instinct. Un instinct qui me fit longer une haie d'arbustes au feuillage scintillant, croiser un adepte du jogging à la tenue fluorescente, franchir un petit pont de bois arqué au-dessus du bruissement d'une rivière nerveuse, et descendre une ruelle escarpée donnant sur un charmant petit village. « Hervé » peut se lire sur une pancarte à l'entrée. Bizarre comme nom, Hergé eut été moins surprenant… Curieuse petite ville. Tout semblait désert. Seule présence vivante : un maigre chat roux qui traversa le trottoir avec un miaulement de sirène de pompier. Et puis, très vite, ce vieux clocher d'ardoises qui déboula sur moi comme une mire que je devais absolument atteindre. Une sorte d'envie impérieuse d'aller là-bas. La lourde porte en bois de l'église était entrouverte. Quelques hautes marches de pierre avant de la franchir. En entrant, ce fut comme si j'étais brusquement projeté dans un autre monde. La nef éclairait une image : l'image de Marie disposée sur l'autel au centre d'un rond de lumière. Dans un coin, un homme en civil d'une soixantaine d'années arrosait avec application des pots de plantes vertes. Probablement le prêtre qui se préparait à recevoir ses paroissiens pour la messe dominicale. Un chant liturgique, émergeant de je ne sais où, finissait de rendre le moment solennel, presque irréel. L'ecclésiastique arriva vers moi et sortit. En nous croisant, nous échangeâmes un regard complice, comme s'il comprenait ce qui se passait dans mon cœur. J'avais bien conscience de vivre un moment inoubliable. Une sorte de bien-être, de paix intérieure, la joie de se sentir exister ici et maintenant.

Je repensais à la soirée que je venais de passer, à tous ces gens qui avaient voulu me parler à la fin de ma conférence, à cette femme venue tout spécialement des Pays-Bas pour me dire qu'elle avait vécu, comme moi, une guérison inexpliquée à Lourdes, à ce papa qui pleurait la mort de son fils tué dans un accident de moto, à cette grand-mère qui mi-pleurs mi-rires me remerciait d'être venu jusqu'ici... Sans savoir pourquoi, j'avais insisté ce soir là plus que d'habitude sur les bienfaits de la guérison spirituelle, les pouvoirs de la méditation, mon histoire d'épaule paralysée et mes prières à Marie. Et maintenant j'étais là, étrangement conduit devant cet autel où la douceur de Son visage semblait vouloir me remercier d'avoir autant parlé d'Elle. En le fixant, je songeais à Sa souffrance, mais aussi aux précipices qui jalonnaient ma route, à toutes ces méchantes ronces, à toutes ces attaques visant à ridiculiser mon travail, à ces médecins qui prétendaient tout savoir et qui ne savaient rien. Je priais pour eux. Pour qu'ils ne soient plus dans la colère et la rancœur. Pour qu'ils trouvent le bonheur et la sérénité de la prière et de la bénédiction. Combien de temps suis-je resté là dans cette église face à Elle ? Sûrement très longtemps. Parfois, sans comprendre pourquoi ni comment, le temps s'arrête vraiment. Un carillon appelant les fidèles à se rassembler me ramena sur terre ; il fallait que je retourne très vite à l'hôtel où Gabrielle devait m'attendre.

Mais dans ma chambre, une autre surprise m'attendait. En allumant la télévision, le temps de rassembler mes affaires pour faire ma valise, une image apparut à l'écran : Marie, encore Elle. Marie entourée de pèlerins qui chantaient l'Ave Maria devant la grotte de Lourdes !

Je ne crois plus aux coïncidences.

Dans cette marche improvisée au petit matin, dans la simplicité de cette petite église, dans la lumière projetée sur ce petit pont de bois, dans le poste de télévision de cette chambre d'hôtel, j'ai compris encore une fois que la grandeur de Dieu se montre toujours à travers les choses simples de la vie.

CHAPITRE 12
Une maman sauvée par les prières

En janvier 2009, de l'autre côté de l'Atlantique, s'est déroulé un phénomène médical totalement inexplicable. Les faits qui se sont produits à l'hôpital de Bethesda North de Cincinnati en ce début d'année prouvent bien que la spiritualité peut contribuer à guérir les cas les plus désespérés.

En effet, contre toute attente, en dépit de toute logique scientifique, et peut-être aussi grâce à l'unique efficacité d'un groupe de prière constitué par l'amour de sa famille, une jeune femme de trente-huit ans, promise à une mort certaine, est revenue à la vie après plusieurs jours de coma dépassé au moment même où on allait débrancher son respirateur !

En mettant au monde son quatrième enfant en janvier 2009, Lori Smith a déclenché un processus de coagulation intravasculaire disséminé. Cette pathologie qui survient parfois au cours d'accouchements difficiles et particulièrement hémorragiques aboutit à la suite d'un emballement du processus d'hémostase classique à une atteinte gravissime du fonctionnement d'organes aussi importants que le foie, les reins, les poumons ou le cerveau.

Dans ce cas de figure, l'atteinte cérébrale bien que rare (environ un cas sur dix mille) est catastrophique car presque toujours mortelle. Je sais par expérience que les comas du post-partum relevant de cette étiologie sont de véritables drames, d'autant plus qu'ils surgissent comme un ouragan en plein été, à un moment où l'entourage familial de la future mère s'apprête à accueillir dans la joie une nouvelle âme. Les rares cas que j'ai eus à réanimer n'ont jamais survécu. On avait donc de bonnes raisons de penser que cette Américaine ne reviendrait probablement jamais de l'état végétatif dans lequel elle se trouvait au moment de sa guérison miraculeuse.

Quinze minutes après son accouchement, Lori Smith se plaint de violents maux de tête. Elle se met à convulser avant de sombrer dans un coma profond et de faire deux arrêts cardiaques récupérés au bout de quarante-neuf minutes de réanimation. Constatant une activité cérébrale quasi nulle à l'issue de treize jours de coma, mes confrères de Cincinnati envisagent d'interrompre la réanimation et de stopper le respirateur après en avoir averti la famille comme la loi les y autorise dans cet État des USA.

Michael, le mari de Lori, se rend donc une dernière fois auprès de son épouse accompagné de ses trois enfants âgés de six, huit et douze ans. Le moment est venu de dire adieu à Lori et, un par un, la petite famille vient déposer un ultime baiser sur la joue encore tiède de celle qui va bientôt partir. Mais lorsque vient le tour de Megan, la fille cadette de Lori, celle-ci prononce une phrase qui bouleversera le cours des événements de façon spectaculaire : « Maman, si tu nous aimes et que tu nous entends, bouge tes yeux ! » Et là, le miracle se produit; la maman obéit à sa fille et ouvre les yeux !!! D'abord incrédules, les réanimateurs alertés répètent plusieurs fois l'expérience en présence de Megan qui parvient à faire ouvrir les yeux de la patiente qu'ils s'apprêtaient à débrancher. Pas de doute possible, il faut bien se rendre à l'évidence ; Madame Smith que l'on allait descendre à la morgue de l'hôpital est bel et bien revenue à la vie ! En quelques heures, les progrès sont fulgurants. Au bout de seulement trois jours, la rescapée est totalement réveillée et commence à prononcer quelques mots. Cinquante-six jours après l'accident du premier janvier 2009, et à la suite d'une très brève période de rééducation à la marche et aux gestes simples de la vie, Lori Smith rentre chez elle auprès de ses quatre enfants et de son mari. Elle répond aux journalistes qui l'interrogent sur cet incompréhensible et inconcevable retour à la vie : « Il ne s'agit pas de moi, c'est la volonté de Dieu. Je ne suis ici que grâce à l'aide de ma famille et aux prières que j'ai reçues ». Quand à Michael, il ne cesse de répéter : « Dieu a fait un miracle pour que ma femme soit de nouveau avec nous ! »

En fait, beaucoup de monde ignorait que, durant le coma de Lori Smith, des membres de sa famille et des amis avaient organisé un groupe de prières de soixante-dix personnes pour que cette jeune maman guérisse. Lori a encore déclaré à la presse que son expérience de coma dépassé était encore floue, que des souvenirs étranges lui revenaient progressivement à l'esprit mais qu'elle ne souhaitait pas en dire plus pour le moment. Il y a de bonnes raisons de penser que cette patiente en état de mort clinique a probablement connu une expérience si bouleversante et si indicible qu'il doit effectivement lui être extrêmement difficile d'en parler aussi vite. Classiquement, nous savons aujourd'hui que les personnes qui subissent ce moment particulier d'inactivité cérébrale et qui en gardent des souvenirs doivent digérer un long moment leur vécu avant de pouvoir témoigner. Par exemple, mon ami Jean Morzelle qui a vécu une NDE au cours d'une intervention chirurgicale a mis trente ans avant de commencer à communiquer sur ce sujet.

Par contre, aujourd'hui on ne l'arrête plus et, à plus de 80 ans, il est devenu un conférencier aussi infatigable qu'intarissable sur ce sujet ! Il a écrit son magnifique récit dans un livre « Tout commence après » que j'ai eu le plaisir de préfacer.

Pour être tout à fait complet sur cette merveilleuse histoire, il faut préciser que Delilha, la petite dernière de la famille Smith qui a été mise au monde dans ces conditions extrêmes, se porte à merveille et peut désormais profiter pleinement de l'amour de sa maman.

Le miracle de Cincinnati a fait l'objet d'un petit reportage télévisé ; une équipe de journalistes de TF1 informés de mes recherches sur les états comateux est venue m'interviewer à Toulouse. Je n'ai pu que répéter à cette occasion ce que je rabâche dans mes écrits ou à chacune de mes conférences : il ne faut jamais abandonner les comateux. Il faut les stimuler, leur faire entendre les sons ou les musiques qu'ils affectionnent. Il faut leur montrer des photos, des images ou des films ; même si leurs paupières sont fermées par du sparadrap pour protéger les conjonctives, certains témoignages nous démontrent que des comateux profonds ont la possibilité de voir avec autre chose que leurs yeux et d'entendre avec autre chose que leurs oreilles. Il faut les toucher, les caresser, leur parler, s'adresser à eux par télépathie. Il faut prier pour eux. Bref, il faut leur donner de l'amour. Ils en ont besoin. Non, un comateux, n'en déplaise encore à certains de mes confrères ignorants, n'est et ne sera jamais un légume !

Une récente étude publiée dans la revue médicale *New England Journal of Medicine* le 3 février 2010 semble me donner raison. Des équipes de chercheurs de l'université de Liège et de Cambridge ont montré qu'un comateux qui était en état végétatif depuis un accident survenu en 2003 était en mesure de communiquer par la pensée. Le patient, incapable de se manifester autrement que par l'intermédiaire d'une activité cérébrale enregistrée par imagerie à résonance magnétique fonctionnelle (IRMf) a répondu de cette manière à une série de questions qui lui étaient posées. Et son cerveau réagissait à cet interrogatoire de la même façon que ceux des sujets sains soumis aux mêmes questions ! L'homme apparemment totalement inconscient répondait par oui ou par non avec... son cerveau et uniquement par ce moyen ! On pourrait imaginer relier une voie synthétique à cette activité neurologique résiduelle. Pourquoi pas ? Complexe, mais sûrement faisable avec un logiciel adapté. Il faut aussi savoir que l'équipe de Coma Science Group, dirigée par le professeur Steven Laureys, a déjà étudié vingt-trois cas similaires sur une période de trois ans et que cette technique de questions-test enregistrées en IRMf a permis de détecter quatre sujets conscients (17 %). Une autre étude menée par la même équipe sur 103 patients comateux dont les résultats ont été publiés le 21 mai 2010 dans le *Quotidien du Médecin* (n° 8774, p. 4) montre que 41 % des 44 patients diagnostiqués en état de coma végétatif se sont révélés être en état de conscience minimale. Cet état de conscience minimale (ECM) étant défini par une batterie de tests très fins évaluant les capacités auditives, visuelles, motrices, oro-motrices-verbales, ainsi que les possibilités de communication et d'éveil. Les chercheurs du Coma Science Group ont conclu que les patients en ECM ressentent les émotions et perçoivent les stimulations externes.

Il faut parler aux comateux ! On en a désormais la preuve scientifique.

CHAPITRE 13
J'étais dans la maison de Dieu !

Martine Bouzer pratique le Reiki pour soigner des patients. Avec des proches, tous adeptes de cette discipline, ils se sont relayés au chevet de son compagnon pour le faire sortir d'un coma jugé au départ irréversible par le corps médical. Elle a eu la gentillesse de me confier le récit de ce surprenant retour à la vie.

À la suite d'une intervention chirurgicale pratiquée en urgence, mon compagnon a été placé en coma artificiel dès la fin de son opération. Le chirurgien pensait que son patient allait décéder rapidement et ne souhaitait pas qu'il se réveille pour lui éviter toute souffrance inutile. Nous étions une équipe familiale très soudée autour de lui ; une véritable équipe de choc ! Nous avons pu constater que dès que j'entrais dans sa chambre de réanimation, au bout de très peu de temps, je ne sais comment, ma présence avait une incidence : sa tension artérielle diminuait, ses battements cardiaques ralentissaient et sa température s'abaissait et l'ensemble de ces mesures chiffrées affichées sur son moniteur restaient stables pendant toute la durée de mes visites. Je posais mes mains sur lui et je dispensais du Reiki. Avec ma famille nous avons « travaillé » autour de mon compagnon deux fois par jour, deux par deux, à raison d'une demi-heure par « couple de travail », chaque visite étant d'une heure. Entre les changements d'équipe, nous faisions un très bref débriefing pour nous mettre au courant de l'évolution. Nous pensions tous que mon compagnon n'allait pas mourir, surtout les plus jeunes de mon équipe : mes enfants et en particulier notre fils qui a un jour sorti assez vigoureusement une jeune femme médecin qui persistait à vouloir parler devant mon compagnon comme si celui-ci ne pouvait rien entendre. Cette réanimatrice nous certifiait que mon compagnon ne pouvait rien entendre puisqu'il était dans le coma !!! Or, nous savions tous qu'il ressentait ma présence comme le prouvait la modification des constances affichées sur son moniteur de surveillance dès que je pénétrais dans sa chambre. Les infirmières ont pris l'habitude de nous voir œuvrer à notre façon et dès le mardi, je me suis placée à la tête de mon compagnon, derrière son lit pour être plus près de lui et je me suis rendu compte que je pouvais… comment dire… capter son état… oui c'est bien ça : capter son état. Je lui parlais sans arrêt. Et le mercredi j'ai compris qu'il revenait. Il avait une forte respiration presque haletante qui m'inquiétait beaucoup. Le respirateur artificiel ne le suivait plus. Il respirait aussi fort qu'un cheval au galop. J'essayais de le réguler par la parole. En lui parlant, je le guidais à travers cette respiration comme si je l'accouchais : c'est vraiment l'impression que j'ai eue à ce moment-là… c'était une impression extraordinaire : je restais dans la pénombre et les infirmières étaient de connivence avec moi. Je crois même qu'elles ont découvert avec nous une nouvelle facette du coma. Le mercredi soir, alors que je demandais à mon compagnon toujours dans le coma s'il avait mal à la tête, il se mit à la bouger comme s'il me répondait. Les infirmières ont, elles aussi, posé cette question à leur tour comme pour participer à ce réveil inattendu. Le jeudi, la « nouvelle naissance » de mon compagnon était quasiment là… imminente, et le vendredi il ouvrit enfin les yeux. Son regard était hagard, un peu ahuri. Un regard encore décalé, presque méconnaissable. Mais il était là et bien là ! On le débrancha progressivement de toutes les machines qui le maintenaient « en vie ».

Une fois tout à fait rétabli, il « reprit ses esprits », me foudroya du regard et me dit « J'étais dans la maison de Dieu et on m'a fait redescendre ! » Je me suis senti très... visée... presque coupable. Dès que mon compagnon fut capable de tenir une conversation « normale », il parla très longtemps avec ma fille (qui n'était pas la sienne) alors que quelques années avant son urgence chirurgicale une grande colère les avait séparés et qu'ils ne s'étaient plus jamais revus depuis cette violente dispute.

Quelque temps plus tard, une fois sorti de l'hôpital, mon compagnon nous a révélé trois choses : premièrement qu'il était revenu parce qu'on lui avait demandé de s'occuper de ses enfants, deuxièmement qu'il avait fait pendant son coma une sorte de voyage et troisièmement qu'il avait entendu le chirurgien qui lors de son opération parlait à son équipe d'une location d'appartement pour ses prochaines vacances ! Je n'ai pas osé vérifier ce dernier point auprès du chirurgien qui était fortement agacé par la manière dont nous soutenions son patient. En ce qui concerne le « voyage » fait pendant le coma, mon compagnon nous a souvent dit qu'il nous en parlerait un jour mais le temps a passé et il ne nous en a jamais parlé. Un an plus tard, il nous quitta brutalement vaincu par une dernière séance de chimiothérapie.

En examinant ce bouleversant récit, on peut penser que, sans nul doute, l'amour prodigué par les proches du comateux par l'intermédiaire des séances de Reiki a certainement dû influencer le retour du compagnon de Martine. Un « retour forcé » exprimé clairement : « *J'étais dans la maison de Dieu et on m'a fait redescendre* » pour sûrement régler un différend avec sa fille (qui n'était pas la sienne) parce qu'« on » lui avait demandé de s'occuper de ses enfants.

CHAPITRE 14
Des comateux guidés par l'amour

La motivation de l'entourage compte énormément pour le devenir du comateux. Si, dans le cas de Lori Smith, il est bien évident que tout devait être mis en œuvre, tant au niveau médical qu'au niveau familial, pour que cette jeune maman ne meure pas et s'occupe de ses enfants, il doit en être tout autrement pour un comateux très âgé atteint d'une pathologie incurable. On ne doit pas traiter de la même façon celle qui doit rester dans ce monde et celui qui doit partir dans l'au-delà. Mais une chose est sûre : dans les deux cas, c'est l'amour qui doit guider toutes les initiatives ; l'amour de l'autre et non pas un amour égoïste qui ne viserait qu'à retenir près de soi et à n'importe quel prix celui ou celle qui doit, le moment venu, rejoindre une dimension qui nous échappe.

Il m'arrive très souvent d'avoir à traiter des comateux dont l'issue fatale est certaine. Dans ces conditions, le lien qui relie le corps subtil au corps physique – appelé « cordon d'argent » selon la tradition spirite ou dans la Bible – est extrêmement fin et il suffit de très peu de chose pour le rompre. Mais quelquefois, il arrive aussi que cette rupture tarde à venir tant le lien est solide. La réanimation excessive maintenant une vie artificielle à tout prix est préjudiciable, non seulement pour le patient, mais aussi pour sa famille, ses amis et pour l'ensemble de l'équipe soignante qui le prend en charge.

Mais l'acharnement thérapeutique n'est pas le seul écueil au départ du comateux car il peut exister également un « acharnement affectif » de l'entourage qui est tout aussi dommageable. L'attitude qui consiste à vouloir retenir absolument l'être aimé près de soi empêche l'entité subtile de se dégager du corps matériel. Lorsqu'il n'existe plus aucun espoir de retour à une vie terrestre, il faut savoir couper le cordon en donnant à nos proches l'autorisation de monter. Cette autorisation doit se donner avec amour, douceur et compréhension tout en se détachant de nos pensées possessives.

J'ai reçu un jour dans mon bureau une femme d'une quarantaine d'années qui ne comprenait pas pourquoi son père refusait de mourir. Le malheureux était dans un coma profond au-delà de toute ressource thérapeutique depuis un bon mois et il ne restait plus qu'à attendre son départ pour le grand voyage. Un départ qui en l'occurrence tardait à arriver. Sa fille lui rendait visite chaque jour et passait son temps à pleurer toute les larmes de son corps à son chevet. Je lui ai recommandé d'aller dire à son père qu'elle comprenait que la fin de sa vie était arrivée et qu'il ne fallait plus montrer de tristesse ou de regret en sa présence. Elle suivit mes conseils et son père mourut en un quart d'heure.

Il faut garder cet exemple en mémoire si un de vos proches tarde à passer de l'autre côté du voile.

CHAPITRE 15
L'accompagnement

La mort fait peur et nos sociétés modernes n'osent pas l'affronter en l'acceptant comme une étape normale de la vie. On cache nos cimetières, nos funérariums en les éloignant le plus possible des villes. On fuit la présence des malades que l'on sait condamnés. On endort les mourants dans les services de réanimation en provoquant des comas artificiels jusqu'à ce qu'ils soient « débranchés ». On ne meurt plus à la maison, en famille, dans son lit, autour de ses proches mais on part seul, anesthésié dans un box de soins intensifs. Et d'ailleurs, on ne vieillit même plus en famille mais dans des structures spécialisées qui sont bien trop souvent uniquement destinées à exploiter les derniers deniers de celles et ceux qui vont bientôt quitter ce monde.

Pourtant, il arrive parfois que des parents fassent l'effort de partager les ultimes moments de la vie terrestre de celui ou de celle qu'ils ont tant aimé. Si cet effort leur semblait presque insurmontable, et si la peur de ne pas être « à la hauteur » les faisait hésiter à entreprendre cet acte d'amour, j'ai pu constater tout au long de ma carrière que leur décision magnifique était toujours récompensée, et que l'accompagnant ne regrettait jamais son choix qu'il jugeait au début trop difficile ou trop pénible. Or, il faut savoir que dans ces circonstances, même les plus émotifs savent trouver les mots et les gestes qu'il faut. Les choses se passent toujours très facilement parce que nous sommes sans doute naturellement « programmés » pour accomplir cette fonction qui, comme tout acte d'amour, passe de l'effort d'oser à la satisfaction du résultat.

Je veux vous faire partager l'histoire de Claire Zanolin car elle illustre parfaitement mes propos.

Personnellement, je n'ai pas vécu de NDE, je fais partie du commun des mortels. Je suis une femme de 49 ans, mariée, trois enfants, informaticienne, une tête bien logique, athée… Mais voilà, le 3 novembre 2008 j'ai perdu ma maman qui avait 85 ans. Nous étions très complices depuis toujours. Elle est morte de vieillesse à l'hôpital, très fatiguée, mais toujours avec sa tête. Le médecin qui avait bien compris la situation l'a aidée à partir avec de la morphine. Habitant dans le 95, je ne pouvais voir ma mère que deux fois par semaine à l'hôpital dans le 91. Elle y est restée dix jours au total.

Voilà ce qui m'est arrivé : le mercredi 29 octobre, je vais la voir à l'hôpital, elle est fatiguée mais discute encore très bien, je lui dis à samedi. Le vendredi 31 octobre au soir, le médecin m'appelle, il pense qu'il ne lui reste que quelques jours à vivre. Le samedi 1er novembre, je vais la voir avec la peur au ventre qu'elle ne m'attende pas mais elle est toujours là et elle arrive, malgré la morphine, à me parler très calmement. Le dimanche 2 novembre au matin, le médecin m'appelle de nouveau, il n'arrive plus à la réveiller, elle est dans un état semi-comateux. D'après lui, elle va bientôt partir.

Je me précipite à l'hôpital, je reste tout l'après-midi avec elle, attendant la mort, observant son rythme cardiaque, ses pauses respiratoires et je lui parle car je pense qu'elle peut m'entendre.

À 18 heures elle est encore vivante. Je décide de rester et de faire une chose que je n'ai jamais faite et qui me fait peur : je vais l'accompagner pour mourir. L'accompagner comme elle le faisait quand j'étais petite. Cette nuit fut unique, hors du commun. Toute mon attention était rivée sur elle. Son corps subissait des transformations physiologiques mais je ne voyais rien, c'était la nuit et dehors il y avait de l'orage et du vent.

Vers 3 heures du matin, son pouls était au minimum ainsi que sa respiration, j'avais passé une bonne partie de la nuit à lui dire que je l'aimais, par moments à somnoler et par moments à pleurer. Mais soudain, j'en ai eu assez, j'ai eu envie qu'elle parte et je lui ai dit en la touchant « maintenant tu dois partir, tu en as assez fait sur cette terre, va vers la lumière, va rejoindre jojo » (jojo étant mon frère décédé). Et ce qui s'est passé à ce moment-là était incroyable : son attitude a changé instantanément ; j'ai senti son cœur s'arrêter et sa tête lourde s'enfoncer dans l'oreiller comme si elle m'avait entendue. J'ai attendu. Je voulais rester seule quelques instants avec elle. Quand je me suis rendu compte qu'elle ne respirait plus, je me suis mise au-dessus de son visage et j'ai demandé : « Ça y est, tu es partie ? Où es-tu ? » Il s'est passé alors quelque chose d'extraordinaire que je n'ai pas su nommer au départ, c'était comme si elle m'avait dit « oui » en bougeant la tête, mais je n'avais rien entendu et elle n'avait pas bougé !

Peu de temps après, quand je suis retournée sur le parking de l'hôpital pour accueillir mon frère, j'étais transformée. Je sentais les éléments sur mon visage, ce vent et cette pluie que tout le monde critique me caressaient les joues. C'était bon de sentir cette vie. Même l'herbe et les arbres me paraissaient vivants. J'avais presque envie de leur parler. J'étais soudainement en contact avec tout ce qui m'entourait. J'avais encore grandi, comme quand on fait l'amour la première fois ou que l'on met au monde son premier enfant. Je savais que j'avais accompli un acte d'amour en accompagnant ma mère mais j'ai mis du temps à intégrer ce qui s'était passé. Je me suis posée de nombreuses questions. Pourquoi m'étais-je trouvée sur un site internet traitant de l'agonie plusieurs jours avant sa mort ? Pourquoi avait-elle attendu le dimanche pour s'endormir, juste après ma visite ? Pourquoi avais-je réussi si facilement à l'accompagner alors que je n'avais jamais fait cela et que j'en avais peur ? Pourquoi était-elle décédée au moment où je lui ai dit de partir ? Pourquoi étais-je si persuadée d'avoir pu communiquer avec elle ? Et surtout pourquoi étais-je si calme et en paix avec moi-même ? J'étais triste de la perdre et tellement sûre qu'elle n'était pas vraiment partie. Pourquoi cette attitude, moi si athée, si toujours… logique ?

Le jour de l'incinération, j'étais la seule à ne pas pleurer. Pour moi, son corps allait être brûlé mais pas elle. J'étais en paix. Les jours qui ont suivi son décès, j'étais glacée tous les soirs et je sentais comme une présence.

Aujourd'hui avec tout ce que j'ai lu sur les NDE et les comas, votre livre « Les preuves scientifiques d'une Vie après la vie » qui me parle beaucoup, je pense que ma mère qui était très protectrice pendant son état semi comateux m'a certainement envoyé des messages pour me rassurer, d'où mon état serein face à des événements aussi pénibles. C'est certainement elle qui m'a demandé de la libérer quand j'ai soudain eu envie de lui dire de partir. Depuis je lis beaucoup sur le sujet, je ne crois toujours pas aux religions que les humains veulent nous imposer. Par contre, en tant que petite terrienne mortelle, j'ai toujours pensé qu'il existait une puissance supérieure que notre cerveau humain ne peut pas intégrer et depuis le 3 novembre 2008 je le pense encore plus. J'espère en tout cas avoir aidé ma mère à partir. J'espère que mes larmes ne l'auront pas perturbée. La prochaine fois je saurai qu'il y a un temps pour tout. Il faut savoir exprimer son amour puis autoriser celui ou celle qu'on aime à partir ailleurs pour continuer son chemin (ce que l'on devrait d'ailleurs faire aussi avec les vivants).

Le dialogue télépathique qui s'est instauré entre la mère comateuse et sa fille a été bénéfique des deux côtés : pour Claire qui dit avoir reçu de sa maman *des messages rassurants* lui permettant *d'être sereine dans des moments aussi pénibles* (*le jour de l'incinération, j'étais la seule à ne pas pleurer. J'étais en paix*), mais aussi pour sa maman qui après avoir demandé à sa fille la permission « d'être libérée » a pu comprendre qu'elle avait été entendue et exaucée (*j'ai soudain eu envie de lui dire de partir ; tu en as assez fait sur cette terre, va vers la lumière, va rejoindre jojo.(...) et alors j'ai senti son cœur s'arrêter et sa tête lourde s'enfoncer dans l'oreiller comme si elle m'avait entendu*). Et dans un ultime message télépathique, la mère fait comprendre à sa fille qu'elle vient de partir : alors que celle-ci lui demande *ça y est, tu es partie ?*, elle lui répond *c'était comme si elle m'avait dit « oui » en bougeant la tête mais je n'avais rien entendu et elle n'avait pas bougé.*

CHAPITRE 16
Et les animaux aussi !

Nos petits animaux de compagnie consacrent l'intégralité de leur courte vie à nous donner tout leur amour ; ils méritent eux aussi grandement d'être accompagnés au moment de leur départ. Malheureusement, toute l'affection qu'ils nous portent est rarement récompensée et, encore, je préfère ne pas évoquer ceux qui abandonnent leurs petites bêtes sans défense en bordure d'autoroute pour pouvoir partir tranquillement en vacances, les laboratoires de vivisection qui massacrent les chiens errants ou les enfants qui « s'amusent » à immoler les chats du quartier !

Corinne Azzopardi m'a écrit à ce sujet une lettre très touchante qui trouve ici toute sa place.

Cher Docteur,

Je me présente, j'ai 35 ans, je suis professeur des écoles et archéologue bénévole. J'ai commencé votre livre « Les preuves scientifiques d'une Vie après la vie » et j'ai été interpellée par ces témoignages « d'acharnement affectif » dont vous parlez. Cela m'a rappelé quelque chose que j'ai vécu il y a 12 ans mais pas avec un être humain ; avec un animal ! Oui, un animal. Je sais ça prête à sourire mais je ne me moque pas. Vous pouvez et même devez être sceptique par rapport à mon témoignage mais je vous le livre en toute bonne foi.

Lorsque j'ai eu 8 ans, mes parents m'ont offert une chatte Elza. Étant fille unique, Elza est devenue ma confidente et mon amie comme beaucoup d'animaux de compagnie le deviennent auprès des enfants. Nous étions aussi proches qu'un humain peut l'être d'un animal. Elza « savait » lorsque j'étais triste et me défendait si besoin, bref c'était une vraie lionne avec moi. Comme tout animal, Elza a vieilli trop vite. À 16 ans elle est tombée gravement malade du cœur et a fait plusieurs attaques cardiaques puis cérébrales. J'ai insisté auprès du vétérinaire pour qu'il me la rende de telle façon qu'elle puisse mourir à la maison. Elle était aveugle et à moitié paralysée. Elle ne réagissait qu'à ma voix en tendant ses pattes et son cou dans ma direction. Elza a mis deux heures à mourir. Elle m'écoutait. Au bout d'un moment, je me suis dit qui fallait qu'elle parte. Je ne voulais pas qu'elle souffre davantage et je ne sais pourquoi j'avais l'impression qu'elle restait à cause de moi. Je lui ai finalement demandé de partir et je lui ai dit que je la laissais s'en aller. Elle est morte dans les trente secondes qui ont suivi !

Pendant des années je me suis persuadé que le fait qu'elle soit morte au moment même où je lui en donnais le droit n'était qu'une coïncidence. Cependant, cette expérience se rapproche vraiment trop de celles que vous décrivez dans votre livre. Si c'est ça, peut-être que cela prouve que les animaux ont une âme. Je sais par ma formation d'historienne que de nombreuses cultures en sont persuadées bien que notre « rationalité » et notre aveuglement occidental soient incapables de l'admettre.

Je pense être quelqu'un d'objectif et je pars du principe que la science de demain expliquera ce que la science d'aujourd'hui rejette ou ignore. Je pense que ce qui m'est arrivé est naturel même si ça sort de l'ordinaire, mais comme je suis d'un naturel curieux, j'attends avec impatience le jour où la science m'expliquera tout ça…

TROISIÈME PARTIE

L'expérience transcendante

CHAPITRE 17
Le traumatisme de la réanimation

Plus que toute autre structure de soins et malgré les compétences et l'empathie des soignants, les services de réanimation dépersonnalisent les patients en les rendant presque entièrement dépendants. Cette situation d'extrême vulnérabilité infantilise la relation soignant-soigné et amène le réanimé dans une condition de régression obligatoire ; il doit être mobilisé, lavé et touché dans les zones corporelles les plus sensibles et les plus intimes ; il est agressé par des techniques de soins invasifs (sondages, injections, aspirations bronchiques) ; il n'a la plupart du temps pratiquement aucun moyen pour communiquer ses peurs, ses angoisses, son mécontentement, sa colère ou ses ressentis ; il n'a pas de choix possible et doit subir passivement à la fois les thérapeutiques imposées et les différentes équipes de soignants qui se relaient à son chevet. Tout ceci le renvoie au mieux au statut de simple nourrisson lorsque sa respiration et son activité cardiaque ne sont pas elles-mêmes dépendantes d'une machine.

Il arrive aussi que le patient fasse dans les moments critiques de sa réanimation des voyages dans l'au-delà, comme cela se produit dans 15 à 18 % des arrêts cardiaques récupérés. Dans ces conditions, le réanimé subit une véritable mort-renaissance et on peut aisément comparer cette situation exceptionnelle à la souffrance-mort puis résurrection que l'on retrouve dans l'inconscient collectif de Jung, les archétypes, les rituels religieux ou les épreuves initiatiques des chamans. L'expérience de renaissance psycho spirituelle est également décrite dans le christianisme. Dans l'évangile selon saint Jean, le Christ souligne l'importance de naître une deuxième fois : *En vérité, en vérité, je te le dis, si un homme ne naît de nouveau, il ne peut voir le royaume de Dieu.* Ces paroles Christiques entretiennent d'ailleurs aujourd'hui les polémiques autour des croyances en la réincarnation…

En sortant de cette expérience qui est encore aujourd'hui malgré tout hors du commun, le réanimé aura bien du mal à communiquer son ressenti. Nos sociétés occidentales matérialistes ne peuvent assimiler l'histoire telle qu'elle a été vécue par « l'expérienceur ». Une histoire qui pourrait être facilement intégrée dans le cadre mythique de certaines cultures tribales ou ancestrales ne peut être admise par une communauté médicale spirituellement sous-développée. Le patient n'aura aucun moyen de « digérer » dans un modèle sociétal donné une expérience qui sera la plupart du temps devenue l'événement le plus marquant de sa vie. Face à son discours, il ne trouvera la plupart du temps que des réactions d'opposition, de déni, de rationalisation ou de psychiatrisation, tandis que les nouvelles facultés psychiques développées fréquemment à la suite de ces NDE telles que la médiumnité, la télépathie, la précognition ou les sorties de corps spontanées ou provoquées passeront volontiers à la trappe !

Il est plus que grand temps que la communauté médicale – et en particulier les médecins réanimateurs – acceptent enfin d'écouter d'une oreille attentive et bienveillante les récits des expérienceurs.

Il ne faut pas ajouter aux traumatismes de la réanimation et de l'expérience de mort provisoire celui du refus de l'écoute. Faute de quoi, cette multiplication d'agressions pourrait conduire à de véritables névroses obsessionnelles, à des dépressions graves, et même au suicide libérateur de celui ou celle qui a vécu un événement primordial dont l'existence est niée par un entourage médical figé dans des paradigmes aujourd'hui dépassés.

Le psychiatre rencontré par Jean-Paul Evrard a raison ; si seulement tous les médecins pouvaient être eux aussi des expérienceurs !...

CHAPITRE 18
Le changement de personnalité

La modification de la personnalité induite par une expérience transcendante est une évidence que nul ne saurait contester. Dans l'initiation chamanique, on retrouve des témoignages d'états de mort clinique ou des pertes brutales de conscience avec des « retours à la vie » qui sont décrits comme de véritables « re-naissances ». Une grave maladie ou un accident brutal peuvent être parfois assimilés à une expérience transcendante qui va complètement transformer les individus.

Ainsi, Jean-Pierre Girard, sujet psy reconnu par tous les laboratoires de la planète qui l'ont observé, a pu développer toutes ses incroyables capacités de télékinésie et de torsions à distance des métaux après avoir été foudroyé à l'âge de sept ans. Le Dr Mario Beauregard dont j'ai mentionné plus haut les travaux et que je retrouve toujours avec grand plaisir en France ou au Canada, m'a confié avoir connu une NDE dans son enfance à la suite d'une grave maladie sanguine.

Mais cette expérience n'est pas forcément reliée à un traumatisme physique vécu aux frontières de la mort. Par exemple,

Sonia Barkallah a connu une sortie de corps spontanée pendant son sommeil et cette unique expérience a été le moteur de toute son action consistant à faire connaître au grand public l'existence des états de conscience modifiés. Cette jeune journaliste n'a que 29 ans lorsqu'elle réussit à organiser avec un étonnant succès les premières rencontres internationales sur les NDE à Martigues le 17 juin 2006. Ce colloque inédit, présidé par le psychiatre américain Raymond Moody, qui est considéré comme le précurseur mondial du phénomène NDE, parvint à réunir plus de 2000 personnes venues écouter les différents exposés des meilleurs scientifiques mondiaux, travaillant depuis plus de trente ans sur l'épineuse question des expériences de mort imminente. Ce fut pour moi une grande joie de présenter à cette occasion, et à la demande de Sonia, des témoignages d'expériences télépathiques avec les comateux. Sans nul doute, ce congrès mondial restera à jamais inscrit dans l'histoire des NDE car il aura permis, entre autre, de développer une notion consensuelle sur l'existence d'une conscience fonctionnant indépendamment du cerveau. Comme le répète inlassablement Jean Morzelle qui a lui-même vécu une NDE lors d'une opération chirurgicale, il y aura désormais un avant et un après Martigues !

Si on demande à Sonia Barkallah comment s'est déroulée son expérience de sortie de corps à l'âge de quatorze ans, elle raconte :

Il m'est arrivé une drôle d'expérience qui n'est pas une NDE mais une OBE ; une out of body experience, *une expérience hors du corps. J'étais dans ma chambre, je dormais et je me suis réveillée en pleine nuit mais… au plafond ! Je voyais tous les détails de ma chambre de là où j'étais, c'est-à-dire en haut, au plafond de ma chambre ! Je flottais et je suis arrivée peu à peu au niveau de ma chaîne hifi. J'arrivais à capter toutes les émissions de la radio qui défilaient très distinctement. Les animateurs parlaient, de la musique jouait et je me suis arrêtée sur une chanson en particulier qui n'est pas n'importe laquelle; c'était une chanson de Goldman « Bats-toi ». En fait cette chanson est celle de mon premier amour. Je l'ai écoutée du début jusqu'à la fin. Ensuite j'ai continué ma route en flottant au plafond et je me suis fait cette réflexion : nous sommes électromagnétiques! Je ne savais pas ce que cela voulait dire mais cette réflexion s'est imposée à moi. Le lendemain j'ai raconté ce qui m'était arrivé à mon amie de classe et c'est la première et la dernière à qui j'en ai parlé parce qu'elle m'a grillée, séchée et ridiculisée en disant à toutes les copines que j'étais sortie de mon corps en volant! Donc je n'en ai plus parlé à personne jusqu'au jour où je suis tombée sur un film documentaire du livre de Raymond Moody « La vie après la vie » et là ce fut pour moi une véritable révélation. Entre seize et dix-huit ans j'ai vécu un gros chagrin d'amour une énorme dépression et ma vie n'avait pour moi plus aucun sens. Ce film est vraiment arrivé au bon moment. Il m'a sauvée. Il m'a bouleversée. Il m'a permis de trouver un sens à ma vie; je me suis dit : tu vas être journaliste et tu vas faire toi aussi un film sur ce sujet, mais tu iras encore plus loin!*

Le docteur Jean-Pierre Postel est médecin anesthésiste et occupe les fonctions de chef de service de l'unité de réanimation de l'hôpital de Sarlat en Dordogne. Il est aussi le premier médecin français a avoir expérimenté un programme scientifique visant à authentifier les sorties de corps des comateux grâce à un procédé de cibles cachées. Son idée est simple dans son principe. Il s'agit de prouver que les patients dans le coma sont capables de visualiser les images aléatoires d'un écran d'ordinateur enfermé dans une boîte qui ressemble à un paquet cadeau. *A priori*, l'expérience peut paraître pour le moins étrange voire farfelue. Le papier brillant et le gros ruban de couleur du « cadeau de Noël piégé » disposé au-dessus des lits de réanimation de l'hôpital de Sarlat renforce le côté marginal de l'étude. En fait, mon confrère souhaite que « le regard » de celui qui aura l'opportunité de sortir de son corps soit attiré par la boite et qu'il éprouve le désir d'aller « visiter » son contenu. Cette étude est prise très au sérieux puisqu'elle a été présentée au journal de vingt heures de France 2 en présence du directeur de l'hôpital de Sarlat qui a bien voulu la défendre devant les caméras. Il faut aussi signaler, pour être tout à fait complet, que d'autres projets de cibles cachées disposées au-dessus de patients susceptibles de connaître des arrêts cardiaques dans des unités de réanimation furent exposés par les docteurs Sam Parnia et Mario Beauregard le 11 septembre 2008 à l'ONU de New York. Mario Beauregard a déjà équipé de ce dispositif un hôpital à Montréal et d'autres centres d'expérimentation en seront bientôt pourvus sur l'ensemble du territoire américain. Mais l'intérêt de mon confrère Jean Pierre Postel pour les sorties de corps des comateux n'est pas le fruit d'un simple hasard. Ce médecin a lui aussi connu une expérience très spéciale. Une expérience qui a bouleversé sa vie et sa façon d'envisager la mort. Intéressé par mes recherches sur les états de conscience modifiés, il prit contact avec moi pour me confier ce qu'il avait vécu au moment du décès de son père : *J'étais au niveau de sa tête avec ma main posée sur son thorax, ma femme était à ses pieds et mon fils sur sa gauche lui tenait la main. Nous avons tous les trois vécu la même expérience. Un halot vaporeux s'est élevé au-dessus de mon père. C'était comme une sorte de brouillard qui devenait de plus en plus épais. On avait l'impression que ce brouillard sortait du corps de mon père et que c'était son âme. Cette émanation de brouillard prédominait au niveau du haut de son corps. Ensuite nous avons vu un film. Et ce film nous l'avons vu tous les trois. C'était tellement incroyable que si j'avais été seul à vivre ça, je crois bien que j'aurais pensé avoir été victime d'une hallucination… Un tunnel s'est dessiné devant nous. Dans ce tunnel on pouvait très bien distinguer la silhouette de mon père. Il semblait hésiter à avancer vers la lumière qui était au fond du tunnel. Je lui ai dit : « Ne crains rien, avance ! » Ce tunnel était magnifique. Il était composé d'anneaux bleus, un bleu opalin, couleur lavande, tandis que mon père apparaissait en bleu foncé. Ensuite mon père, après avoir un peu hésité, s'est enfoncé dans le tunnel avant de disparaître complètement et c'est à ce moment-là que son âme l'a définitivement quitté. Nous avons vécu à trois cette expérience comme si nous étions à la fois acteurs et spectateurs du même film.*

Stéphane Allix, journaliste scientifique reconnu, a fondé en juillet 2007 l'Institut de Recherches sur les Expériences Extraordinaires (INREES). Cette association à but non lucratif est parrainée par le psychiatre Stanislav Grof, le psychologue Kenneth Ring, le spationaute Jean-François Clairvoy, l'astronaute américain Edgar Mitchell et de nombreuses autres personnes éminentes. L'INREES rassemble des professionnels de santé, des psychologues, des psychiatres, des psychanalystes ainsi que d'autres chercheurs désireux de porter avec rigueur, méthode et ouverture un regard neuf sur des expériences humaines extraordinaires vécues par un grand nombre de personnes (http://www.inrees.com). Stéphane Allix organise régulièrement par le biais de cette association des conférences à Paris sur ces fameuses expériences hors du commun. J'ai personnellement été invité à intervenir au sujet des NDE. Mais ce n'est pas par hasard si ce journaliste d'investigation, ancien reporter de guerres, s'intéresse d'aussi près à ces sujets sensibles. Il s'en explique dans son livre « La mort n'est pas une terre étrangère » publié en 2009 chez Albin Michel. Après avoir assisté à la mort accidentelle de son frère Thomas, Stéphane Allix essaye de rentrer en contact avec lui par différents moyens tout en gardant intact sa lucidité et son discernement. Tant les rencontres médiumniques que les expériences chamaniques sous Ayahuasca, ou que les entretiens avec les moines bouddhistes tibétains, tout dans son récit semble nous démontrer avec la plus grande objectivité que son frère est encore vivant dans un monde parallèle. L'un des passages les plus émouvants du livre se déroule lors d'une expérience mystique ; Thomas apparaît devant lui pour un court instant d'échange, comme pour lui signifier qu'il est encore bien présent de l'autre côté du voile. Connaissant l'intégrité et la neutralité de l'auteur, on ne ressort pas indemne de cette lecture : *J'aperçois... Thomas, à genoux sur ma droite. Comme une image qui apparaît, qui se densifie lentement devant mes yeux. À la hauteur de mes pieds, je distingue d'abord une sorte d'enveloppe, de membrane blanche délimitant un corps. Puis tout devient très net. C'est Thomas, il est de profil, son crâne est rasé comme le jour de l'accident. Il se tient accroupi sur les talons, recroquevillé sur lui-même, on dirait qu'il patiente ainsi depuis longtemps, attendant que je parvienne enfin à le voir. Lorsqu'il s'aperçoit que j'ai remarqué sa présence, il tourne la tête vers moi et fait un mouvement des bras dans ma direction tandis qu'une expression de surprise et de joie intense traverse son visage. « Putain ! Ca y est, tu me vois, enfin ! » semble-t-il dire. Sa surprise, son visage qui s'éclaire. C'est lui*

La liste des personnes qui se sont intéressées aux paranormal ou aux états de conscience modifiés après avoir connu un événement personnel qui a transcendé leur vie est sans aucun doute très longue. Je rappelle ici que j'ai moi-même vécu la sensation physique de la sortie de corps d'un blessé de la route au moment de son décès et que ceci peut bien sûr être assimilé à une véritable expérience transcendante ; il est probable que si cette chose ne s'était pas produite, je ne serais pas actuellement assis à ce bureau pour écrire ces lignes !

Mais il semble bien qu'il ne soit absolument pas indispensable de connaître un événement transcendant pour changer sa vie en s'ouvrant à l'existence de l'au-delà. Il suffit parfois d'écouter et d'être profondément touché par le récit d'une expérience paranormale vécue par une personne de confiance, ou de lire quelques livres apportant de nouvelles informations crédibles pour modifier du tout au tout son propre comportement devant la mort et les comateux. Ainsi, après avoir lu mon livre et ceux du docteur Moody, et après avoir écouté sa femme lui parler des contacts qu'elle avait eus dans l'au-delà avec un ami décédé, le docteur Thierry Coulon avoue qu'il a *été amené à remettre sérieusement en question sa conception de la mort et sa façon de se comporter avec les comateux.*

Il suffirait donc de très peu de chose pour que tout bascule du bon côté et que le corps médical change enfin ! Le docteur Coulon me raconte sa métamorphose dans une lettre fort aimable écrite dans un style très ampoulé, et je ne résiste pas à l'envie de l'inclure dans ce chapitre :

Cher confrère,

Ne voulant plus céder aux pressions d'une procrastination d'autant plus encline à se développer que la saison estivale nous gratifie d'un soleil plus propice à la léthargie qu'à l'écriture, j'ai décidé de faire fi de ma résolution première de ne vous écrire que quand j'aurai longuement pesé, soupesé et mûrement réfléchi tous les termes de ce courrier qui me tient à cœur de vous adresser depuis la lecture de votre dernier ouvrage « Les preuves scientifiques d'une Vie après la vie ».

J'ai 39 ans, je suis médecin urgentiste, praticien hospitalier au SAMU de Lyon où j'exerce depuis 1996. On peut dire que j'ai été formaté au modèle ultra-rationaliste de la médecine moderne, bien imprégné de la toute puissance dogmatique de la science médicale, et ces œillères m'ont longtemps plus protégé que contrarié...

Il y a encore très peu de temps, convaincu du néant absolu au-delà du dernier soubresaut électrique du cerveau, et non moins certain de l'absence de toute perception chez les comateux et les patients sous anesthésie générale, il m'arrivait encore – comme beaucoup de mes confrères – d'exprimer à voix haute certaines « évidences » ou même de me laisser aller à la dérision voire à la blague de potache. Ces moyens de défense psychologiques au stress n'induisant aucune mauvaise conscience dans la mesure où on est persuadé que nous sommes les seuls à entendre...

En octobre 2008, un ami très proche de ma femme est décédé dans son sommeil à l'âge de trente ans et en marge de son énorme chagrin, je l'ai vue exprimer de plus en plus fort une facette d'elle-même qu'elle n'avait jusqu'alors que prudemment tenté de me faire entrevoir : sans rentrer dans les détails, elle a sans aucun doute possible reçu des signes et des messages de son ami, ce qui lui a permis de rassurer son entourage sur son bien-être dans l'au-delà...

Face à certaines évidences, il faut être bien hermétique pour ne pas s'interroger. Dans le même cheminement de pensée qui m'a fait au cours des années accepter les bienfaits possibles des médecines dites douces ou parallèles, je dois bien avouer que j'ai été amené à remettre sérieusement en question ma conception de la mort et de l'au-delà; sur ses conseils j'ai lu les deux ouvrages de Moody, étonné de ne jamais avoir entendu parler de ces références qui datent pourtant de presque 40 ans... En parallèle, elle a « dévoré » votre ouvrage et n'a eu de cesse de me le conseiller, lecture que j'avais programmée pendant mes vacances : on peut dire que je n'ai pas été déçu !!!

Effectivement, dès les premières pages, j'ai été captivé et séduit par la clarté, l'esprit synthétique et la richesse des références bibliographiques. Mais je crois que le plus bluffant, c'est que vous avez traité un sujet aux antipodes des conceptions actuelles de la science médicale avec le style et la logique d'une thèse ou d'une publication médicale !

Troublé par ce qui est pour moi la révélation d'une autre philosophie de l'exercice de mon métier, et sans rentrer dans les détails de plusieurs aspects de ma vie professionnelle – qui, éclairés à la lueur d'une approche moins rationnelle pourraient recevoir une explication surnaturelle moins convenue que celle de simples coïncidences – j'ai la ferme intention de mettre un peu plus « d'humanité » dans mes rapports aux patients et à leur famille...

Un passage de votre ouvrage a retenu mon attention que j'ai plaisir ici à contredire, où vous mettiez en doute la possibilité qu'un seul de vos confrères vous suivit dans cette ouverture de la science médicale vers d'autres possibles. En effet, je ne la crois pas incompatible avec une pratique rationnelle de la médecine, qui vise avant tout à soigner le corps, et depuis longtemps je me pose la question de l'origine de cette petite étincelle qui met de la conscience dans un corps physiologique formaté, exploré, et contrôlé par les lois de la biologie. En considérant le cerveau comme siège et initiateur de la conscience, ne fait-on pas la grossière méprise de croire que lorsque le cerveau s'arrête de fonctionner, la conscience disparaît, alors qu'en fait c'est un esprit conscient qui vient insuffler la vie dans un cerveau et un corps terrestre, et qu'il est bien obligé de le quitter – sans pour autant disparaître – lorsque celui-ci n'est plus physiquement fonctionnel ?

J'en ai parlé longuement avec certains de mes collègues, et il est clair qu'une bonne partie d'entre eux est ouverte à cette vision des choses ; cependant, et je l'ai également éprouvé, c'est avant tout la peur du contrôle intellectuel qui offre la plus grande résistance à l'acceptation de l'au-delà : accepter les signes de l'après-vie, c'est accepter aussi que certains d'entre nous ne puissent pas les recevoir…

J'écrivais au début de ce courrier que la procrastination avait retardé mon intention de vous contacter, mais je me rends compte que j'ai déjà écrit trois pages, et je vous prie, si vous avez l'heur et la patience de me lire jusqu'ici, de bien vouloir pardonner mon enthousiasme un peu égoïste qui m'a donné l'espoir orgueilleux de correspondre avec vous sur un sujet d'autant plus fascinant qu'il ouvre de nouvelles portes sur une science plus humaine…

Je vous remercie pour le courage et la détermination avec laquelle vous essayez de transmettre vos convictions en marge d'un lobby scientifique hermétique et hostile, et vous assure de ma profonde et sincère considération.

Je remercie à mon tour infiniment ce confrère qui est au moins aussi courageux que moi puisqu'il précise dans sa lettre que de longues discussions avec certains de ses collègues au sujet de ces « autres possibles » lui ont permis de constater qu'une bonne partie d'entre eux était ouverte à une « philosophie différente de l'exercice médical ».

Une minorité de médecins osent exprimer des conceptions différentes de leur métier ou raconter des expériences paranormales qu'ils ont personnellement vécues. La majorité d'entre eux se taisent ou bien s'expriment dans l'anonymat comme le fait ce chirurgien toulousain au tout début de ce livre.

L'obscurantisme flagrant de certains confrères devant le paranormal peut faire d'énormes dégâts chez les patients qui subissent une modification de personnalité après une ou des expériences transcendantes. Ces praticiens aussi bornés qu'ignorants peuvent être responsables à leur insu de véritables homicides involontaires comme me le souligne Marie-Hélène Marco dans son émouvant témoignage :

Cette triste histoire s'est déroulée en juin 2005. Un cousin par alliance était sujet à des phénomènes paranormaux. J'ai appris cela de sa compagne qui assistait en cachette aux consultations de son psychiatre. En écoutant tout simplement les entretiens l'oreille collée à la porte du médecin, elle a pu rapidement s'apercevoir que le médecin en question n'avait aucune ouverture d'esprit sur tout ce qui touchait au paranormal. Mon cousin ressortait de ces consultations aussi paumé que lorsqu'il y rentrait et il en a été tellement malade qu'il a fini par se suicider ! Apprenant cela et piquée par la curiosité, j'ai pris rendez-vous avec ce toubib à l'esprit trop cartésien. Et là j'ai compris ! Je reprends ses paroles : « L'irrationnel, c'est ridicule, je n'y crois pas, c'est impossible, ça n'existe pas, c'est à oublier !!! » Ces mêmes mots qui avaient dû tuer mon cousin… À l'époque cette réaction m'avait tellement choquée que j'en avais parlé à mon généraliste. Celui-ci beaucoup plus prudent sur le sujet m'avait dit : « Vous savez, on ne sait pas tout, on n'explique pas tout ». Suite au décès de mon cousin, en guise d'héritage, j'ai eu droit à la panoplie classique des signes de l'au-delà. Depuis juillet 2005, ces signes se produisent presque tous les jours, maintenant j'ai l'habitude : odeurs de violette, phénomènes électriques, vibrations, le son d'une flûte venant de nulle part au moment du déjeuner (radio et TV éteints), phénomènes d'apports (médaille militaire, bijoux cassés, de l'argenterie et un livre intitulé « Karine après la vie »), coups frappés dans le bois (même mon mari s'en est aperçu), impression fugace d'être touchée et une seule fois, apparition d'une silhouette blanche...

Un fait est certain : si on veut que les choses avancent et que les mentalités progressent sur ce terrain, il ne faut plus avoir peur de parler !

CHAPITRE 19
Ne plus avoir peur de parler !

La sortie du livre « Les preuves scientifiques d'une Vie après la vie » fut pour moi l'occasion de communiquer un certain nombre d'idées révolutionnaires sur l'après-vie à plusieurs millions de mes contemporains.

En effet, cette opportunité me donna la chance d'être successivement l'invité d'honneur de Philippe Bouvard dans « Les grosses têtes » diffusée sur RTL, un des intervenants de « La nuit de l'étrange » chez Christophe Dechavanne sur TF1 puis, toujours sur la même chaîne, passé au crible des questions dérangeantes sur le fauteuil bleu de « La méthode Cauet ». Je fus aussi présent à deux reprises sur le plateau de « La grande soirée du paranormal », une trop rare émission – animée par l'excellent Damien Hammouchi sur Direct 8 – qui aborde sérieusement les domaines qui touchent à l'au-delà. Enfin je participai aussi au documentaire de Mireille d'Arc sur la mort « Voyage vers l'inconnue » sur France 2, ainsi qu'à diverses émissions régionales sur France 3, à des interventions plus ou moins rapides sur des radios périphériques ou encore sur différentes chaînes moins connues comme celles de la TNT, TMC ou Oméga TV.

Ces expériences médiatiques m'amenèrent à tirer un certain nombre de conclusions qui me paraissent utiles et importantes de développer ici.

Un état d'esprit nouveau est sur le point d'émerger au niveau des médias pour le traitement des sujets relatifs à l'après-vie car mes propos ne furent que très peu censurés et en tout cas jamais moqués ou tournés à la dérision. Les animateurs restèrent attentifs et parurent plutôt bien disposés à mon égard. Lorsque l'on sait que ces professionnels de la communication n'alignent leurs comportements qu'en fonction des exigences de l'audimat, cette attitude semble être plutôt de bon augure pour l'avenir.

Une fois gratté le verni de la peur, le masque tombe et certaines personnalités publiques médiatiquement exposées se dévoilent en confiant leurs propres expériences qualifiées encore aujourd'hui de « paranormales ». Par exemple, sur l'antenne de RTL, Jean-Pierre Coffe, après avoir gentiment ironisé sur les phénomènes de communication avec l'au-delà, avoua avoir eu un jour au cours d'une séance de spiritisme un contact très spectaculaire avec son fils décédé, tandis que Nicoletta put nous raconter l'intégralité de son expérience de mort imminente vécue à la suite d'une tentative de suicide alors qu'elle traversait une adolescence pour le moins compliquée. Il en fut de même dans l'émission de Dechavanne dans laquelle les stars invitées donnèrent leur point de vue sur le petit sujet auquel j'ai participé et firent des confidences de la même teneur sans la moindre appréhension.

Les retours de ces émissions furent très positifs. Les auditeurs et les téléspectateurs eurent majoritairement le sentiment que les choses étaient sur le point d'évoluer. Voici quelques réactions qu'ils m'ont exprimées par mails :

J'ai été très étonnée par l'émission de Dechavanne. Pour une fois, le sujet du paranormal et en particulier celui des NDE ont été traités sans ironie et de façon claire !

J'ai écouté l'émission samedi soir à 21 heures. Je ne savais pas que ce que j'avais vécu à l'âge de 18 ans s'appelait une NDE et que d'autres que moi avaient connu ça. Je vais maintenant pouvoir en parler sans avoir peur de passer pour un fou. Merci docteur de m'avoir libéré de ce poids. Incroyable, il y en a encore qui ne savent toujours pas que les NDE existent !...

C'est bien la première fois que j'entends parler de ces sujets avec sérieux à la télévision française ! À propos de l'émission de Direct 8.

Pourquoi n'y a-t-il pas plus d'émission comme ça à la télé ? À priori la mort ça devrait intéresser tout le monde non ?

Nous avons tous un rôle primordial à jouer pour éveiller les consciences à la spiritualité. Chacun d'entre nous est important pour remplir cette mission. Il n'y a pas une personne plus importante qu'une autre en la matière ; nous sommes tous importants. Il n'y a pas plus de leaders que de gourous ! Ce qui peut faire changer l'opinion sur l'existence de l'au-delà c'est vous, c'est moi, c'est nous ! Il ne faut plus craindre d'être ridiculisé. Il ne faut plus taire nos expériences paranormales ou cacher nos convictions sur la survivance. Il faut parler et écouter ! C'est le moment. De nombreux signes montrent que le monde est désormais prêt à cette écoute attentive. Chacun à notre niveau, nous devons dialoguer sur ces thèmes. Alors, allez-y, lancez-vous et commencez dès demain avec votre voisin de palier ! Pourquoi pas ? Qui sait, lui aussi aura peut-être des choses à vous révéler ?

N'ayez plus peur, demain les marginaux seront les incrédules...

CHAPITRE 20
Une NDE qui guérit

La transformation fondamentale qui s'opère à la suite d'une expérience transcendante peut aussi permettre d'obtenir une guérison inespérée. Et ceci est d'autant plus vrai lorsque la maladie grave est elle-même créée par celle ou celui qui la subit ; ce qui est en fait pratiquement toujours le cas…

Mellen Thomas Benedict vit actuellement en Californie où il développe des technologies basées sur la lumière à effet cicatrisant. D'après ses dires, cette connaissance lui provient, en partie, d'informations qui lui ont été données au cours de sa NDE.

Voici le récit de son émouvante expérience tel que je l'ai reçu sur ma boîte mail.

En 1982, je suis mort d'un cancer en phase terminale. Il était inopérable et toutes les chimiothérapies possibles m'auraient laissé comme un légume. On me donnait six à huit mois à vivre.

J'avais eu accès à des informations terrifiantes dans les années soixante-dix et j'avais commencé à devenir incroyablement sensible aux problèmes nucléaires, écologiques et autres. Or, comme je n'avais aucune base spirituelle, je commençai à croire que la nature avait fait une bêtise et que nous étions probablement un organisme cancéreux pour la planète. Je ne voyais aucune solution à tous ces problèmes que nous avions créés nous-mêmes.

Je percevais tous les humains comme un cancer et c'est ce que j'ai récolté. C'est ce qui allait me tuer.

Faites attention à votre façon de voir le monde. Il se retourne contre vous, particulièrement si c'est un point de vue négatif. Le mien l'était vraiment et il me conduisait directement à la mort. J'essayais toutes sortes de méthodes de guérisons alternatives, mais aucune ne m'aidait. Je fus donc déterminé à chercher ce qu'il y avait réellement entre moi et Dieu. Parce que jusqu'ici je n'avais pas jugé bon d'avoir affaire avec Lui. À l'époque, j'étais très éloigné de la spiritualité.

Je commençai mon parcours en étudiant les spiritualités. Je décidai de lire toute la littérature sur ces sujets, parce que je ne voulais pas être surpris en arrivant de l'autre côté. J'ai donc lu tout ce qui se rapportait aux diverses religions et philosophies. C'était très intéressant et cela m'a donné l'espoir qu'il y avait quelque chose de l'autre côté.

À la fin j'avais une garde malade. Je me souviens de m'être réveillé un matin à la maison vers quatre heures trente et j'ai su que ça y était. C'était le jour où j'allais mourir. J'ai donc téléphoné à quelques amis et je leur ai dit au revoir. J'ai réveillé mon infirmière. Nous avions passé un accord pour qu'elle me laisse seul au moins six heures après ma mort, car j'avais lu que toutes sortes de choses intéressantes pouvaient arriver pendant cette période. Et je me suis rendormi.

Ce dont je me souviens ensuite est typique du commencement de la NDE. Soudain, je fus totalement conscient et debout, mais mon corps était couché. Il y avait cette clarté autour de moi. Être hors de mon corps était même plus vivant que pendant la vie ordinaire. C'était si vivant que je pouvais voir chaque pièce de la maison, je pouvais voir le toit de la maison, autour de la maison et même en dessous. Il y avait une lumière brillante. Je me tournai vers elle. La lumière était très semblable à ce que beaucoup de gens décrivent dans leur NDE. Elle était si magnifique! Elle était tangible; vous pouviez la sentir. C'est très attirant; vous désirez aller vers elle comme vous auriez aimé vous jeter dans les bras de vos parents idéaux. Comme je commençai à me déplacer vers cette lumière, je sus intuitivement que si je la touchais, je serais mort. Donc, tout en allant vers elle, je disais « S'il te plaît, attends une minute, arrêtons-nous une seconde maintenant. Je veux réfléchir; j'aimerais parler avec toi avant de partir ». À ma grande surprise, à ce moment-là, tout s'est arrêté. Car vous avez le contrôle de votre vie après la mort, vous n'êtes pas dans une descente en roue libre. Ma demande a été entendue et j'ai eu de nombreuses conversations avec la lumière qui n'arrêtait pas d'apparaître sous différents visages et formes comme Jésus, Bouddha, Krishna, des mandalas, des images et des signes archétypaux. Je demandais à la lumière « Qu'est-ce qui se passe ici ? S'il te plaît, peux-tu m'éclairer ? Je veux réellement connaître la réalité de la situation ». Et la lumière me répondit. Je ne peux pas répéter exactement ses mots, car c'était une sorte de communication télépathique.

Ce que j'ai compris c'est que pendant la NDE vous recevez le feedback ajusté à vos croyances d'avant la rencontre avec la lumière. Si vous êtes Bouddhiste, Catholique ou Fondamentaliste vous recevez un feedback qui correspond à votre propre imagerie. On vous donne une chance de l'examiner de plus près, mais la plupart des gens ne la saisissent pas. À mesure que la lumière se révélait à moi, je pris conscience que ce que je voyais était la matrice de notre soi le plus élevé. Nous avons tous un soi le plus élevé, c'est-à-dire une partie de notre être qui est une âme supérieure. Elle me fut révélée dans sa forme énergétique la plus pure. On pourrait la décrire réellement non pas comme un tunnel mais bien plus comme une connexion directe avec la source. La source à laquelle chacun de nous est connecté. Ainsi la lumière me montrait la matrice du soi le plus élevé et puisque je n'étais engagé dans aucune religion particulière, j'ai continué à m'en nourrir après ma NDE.

Comme je demandais à la lumière de continuer à clarifier, j'ai compris ce qu'était la matrice du soi le plus élevé : nous avons un réseau autour de la planète où tous les soi les plus élevés sont connectés. C'est comme une grande confrérie, un cercle d'énergie subtile tout près de nous, le niveau spirituel pourrait-on dire. J'ai demandé ensuite à savoir vraiment ce qu'était l'univers et j'ai dit : «Je suis prêt, prends-moi». Alors la lumière se transforma en la plus belle chose que j'aie jamais vue : un mandala d'âmes humaines sur notre terre. Et comme je lui demandais de continuer à m'éclairer, je vis dans ce magnifique mandala combien nous étions merveilleux dans notre essence, dans notre noyau. Nous sommes la plus magnifique des créations !

L'âme humaine, la matrice humaine que nous formons ensemble est absolument fantastique, élégante, exotique, une multitude de magnificences. Je ne peux même pas exprimer comment mon opinion a pu changer à cet instant à propos de l'humanité. Et je m'exclamai : « Oh, Dieu, je ne savais pas comme nous étions beaux». À tous les niveaux, les plus hauts ou les plus bas, sous quelque forme que vous soyez, vous êtes, nous sommes, la plus magnifique des créations.

De la lumière, et encore, et encore... Je lui demandais : «Est-ce que cela veut dire que le genre humain sera sauvé ?» Alors, dans une explosion de fanfare avec une douche d'étoiles tournoyante la grande lumière me répondit : «Souviens-toi de cela et ne l'oublie jamais : vous vous sauvez, vous vous rachetez, vous vous guérissez vous-mêmes. Vous le pouvez toujours. Vous le pourrez toujours. Vous avez été créés avec le pouvoir de le faire depuis avant le commencement du monde».

À cet instant ma compréhension s'élargit encore. Je réalisai que nous avons déjà été sauvés. Nous étions destinés à nous sauver nous-mêmes comme tout le reste de la création divine. C'est pourquoi il nous est donné une seconde chance. Je remerciai la lumière de Dieu : « Oh cher Dieu, cher univers, cher grand soi, combien j'aime ma vie !» La lumière sembla m'aspirer encore plus. C'était comme si je me dissolvais complètement en elle. Encore aujourd'hui, je ne peux trouver les mots pour décrire cet amour-lumière.

J'entrais dans un royaume plus profond encore et ma conscience s'élargissait encore et encore. C'était un énorme fleuve de lumière, vaste et plongé au cœur de la vie. Je demandais ce que c'était. La lumière répondit : « C'est la rivière de la vie, bois jusqu'à plus soif de cette manne liquide ». C'est ce que je fis. Je bus un grand coup et encore et encore. Boire la vie elle-même ! C'était l'extase ! Alors la lumière me demanda : « As-tu un souhait ? » Elle savait tout de moi, tout de mon passé, de mon présent et de mon futur. « Oui » chuchotai-je. Je lui demandai de voir le reste de l'univers, au-delà de notre système solaire, au-delà de toutes les illusions humaines. La lumière me dit alors que je pouvais aller avec le fleuve. Je le fis et je fus transporté noyé dans la lumière jusqu'à la fin du tunnel. Je sentis et entendis simultanément des bourdonnements très doux. Quelle course folle ! Soudain, toujours sur ce fleuve de la vie, il m'a semblé être propulsé comme une fusée hors de la planète. Je vis la terre flotter au loin. Le système solaire dans toute sa splendeur fendit l'air et disparut. Plus vite qu'à la vitesse de la lumière, le flot me précipita dans la galaxie tandis que j'assimilai plus de connaissances que jamais. Je compris que cette galaxie et toutes celles de l'univers, débordent de multiples formes de vie. Je découvris des mondes et des mondes. La bonne nouvelle est que nous ne sommes pas seuls dans l'univers !

Tandis que je chevauchai ce fleuve de conscience en traversant la galaxie, le fleuve se fractura en terrifiantes vagues d'énergie. Les superbes faisceaux de la galaxie avec toute leur sagesse antique s'enfuyaient. Au début, je pensais que j'allais quelque part, que je voyageais. Mais finalement je réalisai qu'en même temps que le fleuve s'élargissait, ma conscience s'élargissait aussi pour tout apprendre de l'univers ! Toute la création se déroulait devant moi. C'était une merveille inimaginable ! J'étais véritablement un enfant émerveillé : un bébé au pays des merveilles ! À ce moment précis, je me trouvai dans une paix profonde, au-delà du silence.

Je pouvais voir et percevoir le toujours, au-delà de l'infini. J'étais dans le vide. J'étais dans l'avant création, avant le big bang. J'avais dépassé le début des temps, le premier mot, la première vibration. J'étais dans l'œil de la création. C'était comme si je touchais la face de Dieu. Ce n'était pas un sentiment religieux. Simplement je ne faisais qu'un avec l'absolu, la vie et la conscience. Quand je dis que je pouvais voir et percevoir le toujours, je veux dire que je pouvais expérimenter toute la création qui se générait elle-même. C'était sans début ni fin. C'est une pensée qui ouvre largement l'esprit n'est-ce pas ?

Les scientifiques perçoivent le big bang comme un simple événement qui a créé l'univers. Ma NDE m'a fait comprendre que le big bang n'est pas unique ; il existe un nombre infini de big bangs créant simultanément un nombre infini d'univers. Les seules images qui s'en rapprocheraient ici, seraient celles données par des supers ordinateurs utilisant des équations géométriques fractales. Les anciens savaient cela. Ils disaient que Dieu créait périodiquement des nouveaux univers en expirant et en créait d'autres en inspirant. Ces cycles de manifestations furent appelés Yugas. La science moderne l'appela big bang. J'étais dans la pure conscience, dans l'absolu. Je pouvais voir et percevoir tous les big bangs ou les Yugas se créant et se recréant eux-mêmes. Instantanément et simultanément j'entrais en eux. Je voyais que chacune des plus petites parcelles de la création a le pouvoir de créer. C'est très difficile à expliquer. Je reste encore sans mot à ce sujet.

Il m'a fallu des années pour assimiler cette expérience du vide. Je peux vous le dire maintenant : le vide est moins que le rien, et cependant bien plus que le tout ! Le vide est le zéro absolu ; c'est du chaos que toutes les possibilités surgissent. C'est la conscience absolue qui est bien plus que l'intelligence illimitée ! Le vide est le néant entre toutes les manifestations physiques : l'espace entre les atomes et leurs composants. La science a commencé à étudier cet espace entre les particules. Ils l'appellent « le point zéro ». Leurs instruments de mesure sont dépassés. Ils n'ont aucun moyen de mesurer l'infini avec précision. Il y a davantage d'espaces zéro dans votre propre corps et l'univers que dans n'importe quoi d'autre ! Ce que les mystiques appellent le vide n'est pas le vide. Il est tout plein d'énergie, une sorte d'énergie différente qui a créé tout ce que nous sommes. Tout depuis le big bang est vibration. Je commençais à comprendre, pendant ma NDE, que tout ce qui est, est littéralement le soi ; votre soi, mon soi. Tout est le grand soi. C'est pourquoi Dieu sait même quand une feuille tombe. C'est possible parce que, où que vous soyez, c'est le centre de l'univers. Où que soit chaque atome, c'est le centre de l'univers. Là se trouve Dieu et Dieu est aussi dans ce vide. Pendant ma NDE, quand j'éprouvais le vide, les Yugas et toutes les créations, j'étais complètement hors du temps et de l'espace tel que nous les concevons.

Je chevauchais à nouveau le fleuve de conscience à travers toute la création, et quelle chevauchée ! Les faisceaux de galaxies me pénétraient avec encore plus d'acuité. Je traversai le centre de notre galaxie qui est un trou noir. Savez-vous ce qu'il y a de l'autre côté d'un trou noir ? En fait les trous noirs sont les traiteurs ou les recycleurs de l'univers. Notre galaxie a été retraitée à partir d'un autre univers. Dans sa configuration d'énergie, elle ressemble à une fantastique ville de lumière. Je vis une immense lumière arriver. Je sus que c'était la première lumière ; la matrice de notre système solaire, notre soi lumineux le plus élevé. Alors le système solaire en entier apparut dans la lumière accompagné de ses grondements assourdis. Je pouvais voir toute l'énergie que ce système solaire générait, et c'est un spectacle incroyable, je pouvais entendre la musique des sphères. Notre système solaire, comme le font tous les corps célestes, génère une unique matrice de lumière, de sons et d'énergies vibratoires. Les civilisations avancées venant d'autres systèmes stellaires peuvent laisser l'empreinte d'une matrice énergétique ou vibratoire pour marquer leur passage dans l'univers. C'est un jeu d'enfant. Les merveilleux enfants de la terre (les êtres humains) fabriquent actuellement d'innombrables sons, comme des enfants jouant dans la cour de récréation de l'univers.

La lumière m'expliqua que la mort n'existait pas. Nous sommes tous immortels ! Nous sommes vivants pour toujours ! Nous sommes une partie de la nature, de ce système vivant qui se recycle lui-même indéfiniment.

On ne m'a jamais dit que je devais rentrer. Mais je savais maintenant que je le voulais. C'était simplement naturel après ce que j'avais vu pendant cette NDE.

En temps humain je n'avais aucune idée du temps passé avec la lumière. Mais j'avais eu des réponses à toutes mes questions et mon retour était proche. Quand je dis que toutes mes questions avaient eu une réponse de l'autre côté, je veux simplement dire ça : toutes mes questions ont une réponse. Chaque être humain a une vie différente et un lot de questions à explorer. Certaines de nos questions sont universelles, mais chacun de nous explore de façon unique ce que nous appelons la vie car toute forme de vie depuis les montagnes jusqu'à la moindre feuille de chaque arbre est unique. Et ceci est très important pour nous dans cet univers parce que tout contribue au grand tableau, à la plénitude de la vie. Chacun de nous est Dieu. Dieu s'explorant lui-même dans une danse de vie infinie. Votre unicité contribue à l'accroissement du vivant.

Je revenais donc à la vie. On ne m'avait jamais dit et il ne m'était pas venu à l'esprit que j'allais retourner dans le même corps. Aucune importance. J'avais une totale confiance en la lumière et dans les processus du vivant. Comme le fleuve fusionnait avec la grande lumière, je demandai seulement de ne pas oublier toutes les révélations et les sensations que j'avais éprouvées de l'autre côté. Il y eut un « OUI ». Je sentis comme un baiser sur mon âme. Je fus entraîné sur le chemin du retour à travers la lumière. Je recevais encore plus d'informations. Je rentrai à la maison et on me donnait des leçons à partir de ma NDE sur les mécanismes de la réincarnation. Je recevais les réponses à toutes mes questions : « Comment ça marche ? Comment ça peut marcher ? » Je savais que j'allais être réincarné. La terre est un grand producteur d'énergie et la conscience individuelle émerge et se développe en chacun de nous. Pour la première fois je pensais à moi comme à un être humain et j'étais heureux. Après ce que j'avais vu, j'aurai été heureux d'être un atome de cet univers. Un simple atome ! Et être une partie humaine de Dieu, c'est la plus fantastique des bénédictions. C'est une bénédiction au-delà de la plus folle projection de ce que peut être une bénédiction ! Pour chacun d'entre nous, être la partie humaine de cette expérience de vie est à la fois terrifiant et magnifique. Qui que nous soyons, fous ou non, chacun de nous et nous tous, sommes une bénédiction pour la planète ! Je m'attendais à être réincarné en un petit bébé n'importe où, mais je reçus une leçon sur l'évolution de la conscience et de l'identité individuelle. Quelle surprise lorsque j'ouvris les yeux de retrouver ce corps et d'être de nouveau dans ma chambre ! Bien que je l'aie maintenant compris, je n'en connaissais pas la raison.

Quelqu'un me regardait en sanglotant. C'était mon infirmière. Une heure et demie après ma mort elle avait renoncé. Mon corps était froid et raide. Elle était sortie dans une autre pièce. Quand je me suis réveillé, je vis de la lumière dehors et j'essayais de me lever pour aller vers elle, mais je tombai du lit. Elle entendit un grand bruit et courut dans la chambre pour me trouver par terre.

Une fois rétabli, j'étais très surpris et même terrifié par ce qui m'était arrivé pendant ma NDE. Au début je ne me souvenais pas du tout. Le souvenir me revint plus tard. Je m'échappais de ce monde et continuais à demander : « Suis-je en vie ? » Le monde réel ressemblait plutôt à un rêve.

Au bout de trois jours je redevins normal. Ma perception était plus claire et cependant bien différente de ce que j'avais toujours ressenti dans ma vie. Je ne voyais plus rien de mauvais chez quiconque comme avant où j'étais vraiment dans le jugement. Avant, je pensais que presque tout le monde était fou sauf moi. Et maintenant je voyais clair.

Environ trois mois plus tard un ami me dit que je devrais me faire examiner. J'y allais donc, et on me fit un scanner. Je me sentais vraiment bien et pourtant j'avais peur d'apprendre une mauvaise nouvelle. Je me souviens de ce docteur dans cette clinique regardant les scanners d'avant et d'après et me disant : « Bien, il n'y a plus rien maintenant ». Je dis : « Vraiment, ce doit être un miracle ! » Il me répondit : « Non, cela arrive, on appelle ça une rémission spontanée ! » Il n'était absolument pas impressionné. Pourtant, c'était un miracle et moi j'étais impressionné, même si j'étais le seul à l'être !

Depuis mon retour j'ai expérimenté la lumière spontanément et j'ai appris à atteindre cet espace presque à chaque méditation. Chacun de nous peut le faire. Il n'est pas nécessaire de faire une NDE pour y arriver. Nous sommes équipés pour ; nous sommes déjà branchés. Notre corps est un incroyable univers de lumière.

Quand j'ai demandé à Dieu quelle était la meilleure religion de la planète, il m'a répondu : « ça m'est égal » et j'ai immédiatement compris qu'il n'y avait que nous pour nous en préoccuper. Pour Dieu tout puissant, peu importe que vous soyez protestant, bouddhiste ou n'importe quoi d'autre ; tout ça ce sont les boutons fleuris d'un même jardin. Pendant ma NDE, je suis allé de l'autre côté avec un tas de frayeurs concernant les dégâts écologiques, le nucléaire, la surpopulation, la déforestation. Je suis revenu rempli d'amour pour chacun de ces problèmes. Le champignon atomique est le plus sacré des mandalas qui se soit manifesté à ce jour, tel un archétype. Cet événement, plus qu'aucune religion ou philosophie sur cette terre, nous a tous emportés d'un seul coup vers un nouveau niveau de conscience. Sachant que nous pouvons faire exploser la planète 50 ou 500 fois, nous réalisons finalement que nous sommes maintenant tous liés par cette possibilité. Pendant un moment, beaucoup de bombes ont explosé pour que cette idée entre dans nos têtes. Puis nous avons commencé à penser que nous n'en avions plus besoin. Maintenant nous sommes dans un monde plus sécurisé que jamais et il le devient de plus en plus. Je suis revenu de ma NDE en aimant les dégâts écologiques parce qu'ils nous rassemblent. C'est tellement énorme ! Comme le dirait Peter Russel, ces problèmes sont maintenant à la mesure de l'âme. La déforestation va ralentir et dans cinquante ans, il y aura bien plus d'arbres sur la planète qu'actuellement. Si vous êtes écolos, foncez, vous êtes cette partie du système qui devient conscient, allez-y de toutes vos forces, mais ne tombez pas dans la dépression. C'est la partie d'un plan plus vaste. La terre est dans un processus d'autorégulation. Elle ne sera plus jamais un lieu de nature sauvage comme elle l'a été autrefois. Il y aura de grandes réserves où la nature sauvage prospérera. Dans le futur les jardins et les réserves seront primordiaux. L'augmentation de la population s'approche de très près du niveau optimal d'énergie nécessaire pour provoquer un changement de conscience. Ce déplacement de conscience entraînera des changements sur le plan politique et en matière d'argent ou d'énergie. Bientôt nous serons capables de vivre dans notre corps aussi longtemps que nous le voudrons. Mais après environ 150 ans, une intuition de l'âme nous indiquera qu'il est temps de changer de canal. Vivre pour toujours dans le même corps n'est pas aussi créateur que l'acte de réincarnation dont l'énergie serait transférée dans ce fantastique tourbillon énergétique dans lequel nous baignons.

En fait nous sommes sur le point de découvrir la sagesse de la vie et de la mort et de nous en réjouir.

De toute façon, il faut bien savoir que nous sommes déjà en vie pour toujours.

J'ai déjà fait lire ce texte à beaucoup de personnes et rares sont celles qui sont restées insensibles ou indifférentes. Pour tout vous dire, je n'en ai encore rencontré aucune. Je préfère ne pas le commenter car toute remarque ou analyse enlèverait la saveur et le charme presque indicible qu'il dégage. En tout cas, si un jour vous avez le moral en berne, n'hésitez pas : relisez-le !

°°°

Jean-Jacques Fournel a vécu trois expériences de mort provisoire secondaires à une grave maladie cardiaque et affirme avoir été définitivement et miraculeusement guéri grâce à ces événements transcendants. Ce sympathique canadien résident à Sainte Julie au Québec m'a très gentiment offert le livre dans lequel il décrit son époustouflant parcours en signant sa dédicace « D'un JiJi à un autre » (*Mon cœur guéri et mon âme retrouvée*, Thula, 2010).

Le 27 mars 2008 restera à jamais gravé dans la mémoire de Jean-Jacques Fournel. Ce jour-là, le cardiologue qui le suit depuis plus de vingt ans a bien du mal à comprendre et à assimiler les résultats de ses derniers examens. Ce médecin connaît parfaitement le dossier médical de son patient qui souffre de diverses pathologies cardiaques : un syndrome de Wolff-Parkinson-White (WPW) se traduisant par un dysfonctionnement congénital des battements du cœur qui a nécessité une intervention chirurgicale lourde en 1990, associé à d'autres maladies imputables à une angine mal soignée dans l'enfance ayant entraîné un rhumatisme articulaire aigu (RAA). Bouche bée et le visage hagard, le cardiologue est totalement bouleversé en constatant que le cœur de Jean-Jacques Fournel est devenu entièrement normal et que plus aucune pathologie n'est identifiable. Tous les autres intervenants médicaux, dont son médecin de famille depuis plus d'une trentaine d'années, sont aussi stupéfaits en prenant connaissance des résultats qui vont à l'encontre de tout ce qu'ils ont appris depuis leur formation médicale. Et l'auteur du livre d'écrire :

« Notre corps est vraiment miraculeux ! Notre volonté de guérir et surtout notre engagement à participer pleinement à ce projet de guérison constituent un pouvoir illimité. Sans cette puissance intérieure, une maladie asservirait souvent le corps avec peu de difficulté ».

ooo

Il arrive aussi qu'une NDE surgisse dans la vie d'un soignant et transforme par ce biais sa façon de considérer et de traiter les patients dont il a la charge. Les deux témoignages qui vont suivre illustrent parfaitement cette métamorphose. Cathy Cavaleiro et Patricia Trépin sont deux infirmières qui ont accepté que je reproduise ici notre entretien enregistré. On pourra noter que dans les deux cas, c'est l'entourage familial qui a induit leur retour à la vie ; d'où l'importance de donner de l'amour aux comateux en refusant de les abandonner. J'ai la chance de pouvoir travailler avec Cathy et Patricia et je peux écrire ici qu'elles font preuve d'exceptionnelles qualités humaines pour soigner leurs malades.

CHAPITRE 21
Les expériences de deux infirmières

Je connaissais depuis peu les histoires de ces deux soignantes lorsqu'elles ont accepté cet enregistrement que nous avons réalisé ensemble pour les besoins d'un film documentaire sur les NDE. Dans ce tournage, je joue le rôle du journaliste ; le candide qui pose les questions les plus simples possibles.

L'expérience de Cathy

– Cathy, pouvez-vous nous raconter ce qui s'est passé l'été de l'an 2000 ?

– C'était le 23 août 2000. On parlait du grand bug cette année-là et moi j'ai « buggé » ce jour-là ; le 23 août. C'était mon troisième jour de vacances et j'étais chez des amis dans un tout petit village des Pyrénées orientales. Le soir de cette fameuse journée, je me suis sentie un peu fatiguée et j'ai décidé de sortir prendre l'air. Me sentant de plus en plus fatiguée, je me suis assise par terre et là j'ai senti une vague qui montait très forte et très intense, puis très vite, je me suis paralysée du côté gauche. J'ai voulu crier pour demander de l'aide mais je ne pouvais plus parler. Par chance, mes amis sans doute inquiets de me voir sortir sans véritable raison sont venus me voir. Ils ont tout de suite appelé leur voisin médecin qui a immédiatement compris que je faisais un accident vasculaire cérébral. Il a très vite mis en route toute la batterie des secours; SAMU, hélico, tout ça… Je me souviens être entrée dans l'hélico sur une civière et qu'à ce moment-là mes amis pleuraient, puis plus rien ! Enfin presque, puisqu'à ce moment-là j'ai ressenti un bien-être extraordinaire et je n'ai jamais été aussi bien de ma vie. C'était très particulier et très difficile à décrire; je n'avais plus de corps. J'étais dans une atmosphère cotonneuse de couleur verte avec au fond une ligne très blanche et très lumineuse; une luminosité qui n'existe pas dans notre vie quotidienne. Je sais que je vais revenir un jour à la fin de ma vie dans cet endroit formidable de bien-être, de plénitude et de sérénité. À un moment donné, j'ai vu deux pieds; c'étaient mes pieds et la ligne très blanche passait au milieu. Je savais qu'en fonction de l'endroit où j'allais décider de positionner mes pieds, je partais ou je restais.

– Vous voulez dire par rapport à cette ligne blanche ?

– Oui, la facilité c'était de partir parce que l'on est extrêmement bien ; c'est extrêmement confortable, extrêmement agréable. C'est inimaginable quand on n'a pas vécu ça. C'est la facilité de partir… et puis d'un seul coup j'ai vu ma tombe et deux enfants qui pleuraient. Ils étaient très, très malheureux. Je les ai reconnus ces deux enfants; c'étaient mes cousins… Nous sommes très proches, on s'adore. J'ai compris que si je partais, ils seraient très malheureux et que je ne pourrais pas leur faire savoir que moi j'étais très bien, comme jamais de ma vie…

– Vous étiez heureuse dans votre vie avant votre accident ?

– Oui, sur terre j'étais heureuse, je n'avais aucun problème, mais là c'était encore mieux ! (rires) Je n'étais pas non plus nostalgique de quitter ma famille, mes amis, tout mon environnement affectif, matériel… ça alors le matériel, non, ce n'était vraiment plus mon souci (rires), mais j'étais tracassée et inquiète car je savais que je ne pourrais pas faire savoir à mes petits cousins que je les voyais et que j'étais bien là où j'étais. En tant que soignante, avant cette expérience, je me disais que les gens qui mouraient devaient souffrir, se révolter, devaient vouloir s'accrocher pour rester en vie. Je sais maintenant que c'est faux parce que j'ai vécu ce moment et que je sais que l'on est incroyablement bien. C'est uniquement le fait d'avoir vu terriblement malheureux ces deux enfants qui m'a fait revenir. C'est là où c'est difficile, douloureux…

– Quoi de décider de revenir ?

– Non, pas de le décider mais de le faire. Le retour dans son corps est difficile et douloureux. On en bave un maximum ! On entend de nouveau les bruits terrestres et on revient dans son enveloppe corporelle.

– Vous avez un souvenir de votre séjour dans l'hélico ?

– Oui, le médecin réanimateur rouspétait après moi ; il disait « c'est toujours comme ça avec les soignants on a toujours des problèmes ». Il pensait que je ne l'entendais pas et que je ne le voyais pas puisque j'étais dans un coma profond et sous respirateur mais c'était faux. J'ai même vu qu'il était en short sous sa blouse car il disait ne pas avoir eu le temps de se changer avant de partir. Il racontait ses vacances à Nouméa et nous sommes arrivés à l'hôpital de Perpignan. Quelques années plus tard, à l'occasion d'une visite à quelqu'un de ma famille qui était hospitalisé, je suis passée devant les locaux du SAMU et j'ai entendu la voix du médecin qui m'avait accompagnée dans l'hélico. Je suis aussitôt allée à sa rencontre pour me présenter et lui dire que j'avais tout vu et tout entendu quand il m'a convoyée. J'ai pu même le lui prouver puisque je lui ai parlé de ses vacances à Nouméa et que je lui ai décrit sa tenue qui n'était pas très réglementaire.

– Comment a-t-il réagi ?

– Il était très, très étonné. Il m'a même dit que c'était inconcevable puisque j'étais dans le coma ! On est resté plus d'une heure ensemble pour discuter. Mais même au bout de tout ce temps d'explication, il ne voulait pas croire la chose possible.

– Vous avez parlé à d'autres personnes de cette expérience ?

– Non, j'ai mis longtemps avant d'en parler. La première personne à qui j'en ai parlé plus d'un an après c'était ma mère. Elle a très mal accueilli ce que je lui disais. Elle m'a dit : mais voyons ma fille, pourquoi tu me racontes des choses pareilles ? Tu es malheureuse ? Je me souviens très bien de ce moment ; c'était à l'occasion d'un repas de famille. Mon frère aussi était là.

– C'est à ce moment-là que vous avez dit à votre frère que vous l'aimiez ; c'est bien ça ?

– Oui…

– Vous pouvez nous raconter ça ?

– J'ai dit à mon frère : tu sais je te l'ai jamais dit mais je t'aime. Maman aussi je t'aime. Vous ne pouvez pas savoir comme je vous aime. Mon frère s'est levé de table et est parti. Ma mère m'a engueulée. Elle m'a demandé pourquoi je disais des bêtises pareilles. Elle a dit bien sûr on s'aime et moi je lui ai répondu oui mais on ne se le dit jamais, alors elle s'est mise à pleurer. Je lui ai ensuite dit que nous étions de passage sur terre, que nous irions tous après dans ce lieu où il y avait une surdose d'amour, qu'il ne fallait pas être triste au moment de la mort des proches parce que la mort était un moment merveilleux et qu'on allait tous se retrouver ensemble de l'autre côté. Je reconnais que ce que je dis à propos de la mort peut choquer beaucoup de monde mais c'est désormais comme ça que je la conçois.

– Est-ce que votre famille a aussi changé d'avis sur la mort depuis votre expérience ?

– Pas vraiment, la mort leur fait toujours aussi peur. Pour eux la mort est triste, catastrophique, c'est un mot terrible associé au malheur alors que pour moi c'est exactement l'inverse ; je n'ai plus du tout peur de la mort. Avant, dans mon métier en réanimation, je supportais très mal de voir mourir les gens et je ne savais pas comment me comporter avec eux. Pas plus avec eux qu'avec leur famille du reste ! Maintenant les choses sont complètement différentes.

– En quoi c'est différent ?

– Je suis beaucoup plus calme. Je parle beaucoup avec ceux qui vont partir, je suis une véritable pipelette. Je leur parle en leur tenant la main.

– Que leur dites-vous ?

– Je leur dis de ne pas avoir peur, que c'est merveilleux de l'autre côté et qu'il faut simplement savoir se laisser aller. Je leur dis que ce n'est que du bonheur et du bien-être. Je leur dis ça et, très souvent, ils partent dans la minute qui suit (rires).

– Vous parlez avec des comateux profonds comme nous devons tous le faire pour pouvoir les stimuler mais je vous ai aussi vue parler avec ceux qui sont déjà morts depuis longtemps. Vous pouvez nous expliquer pourquoi ?

– Vous voulez que j'explique pourquoi je parle aux décédés qui sont en réanimation, c'est ça ?

– Exactement.

– Je sais qu'ils sont encore là et qu'ils sont un peu perdus de ne pas savoir ce qui va leur arriver. Alors je leur explique que leur corps va être mis dans une housse et amené au dépositoire.

Je leur allume la télé. En leur faisant la toilette je leur explique comment ça se passe de l'autre côté, je leur dis que c'est super et qu'il ne faut pas avoir peur. Bref, une vraie pipelette je vous dis. Ces choses-là, je n'aurais jamais pu les faire avant mon accident, ça, c'est sûr !

– Qu'est-ce qui a encore changé dans votre vie après votre accident ?

– Beaucoup de choses. En particulier, je n'ai plus aucun souci matériel, pour moi ce n'est plus important du tout. La personne avec laquelle je vivais était très portée sur le matériel. Elle n'a pas supporté ce changement qui s'était produit en moi et nous nous sommes séparés. Je suis beaucoup plus sereine par rapport aux différents stress du quotidien. Si je suis bien avec des gens, je leur dis, j'en profite, je leur accorde beaucoup plus d'attention qu'avant. Dans le cas contraire, je ne cherche pas le conflit ; je passe à autre chose. Je parle beaucoup plus facilement qu'avant de mon expérience. Je sais que ce récit peut faire du bien à certaines personnes. Je sais aussi que beaucoup sont sceptiques, mais ce n'est pas grave, je ne cherche pas à convaincre qui que ce soit.

– À part votre famille, à qui d'autre en avez-vous parlé ?

– À mon amie Patricia, parce que je l'ai vue très malheureuse quand elle a perdu son compagnon. Un jour en la raccompagnant chez elle en voiture comme tous les dimanches matin je l'ai sentie plus malheureuse que d'habitude, alors j'ai décidé de lui raconter tout ça.

Mais ce qu'ignorait totalement Cathy au moment de cette décision, c'est que Patricia aussi avait connu une expérience bien particulière.

L'expérience de Patricia

– Patricia, vous avez été surprise par ce que vous a raconté Cathy ce fameux dimanche matin ?

– Non, pas du tout. Je savais déjà de toute façon que la vie ne s'arrête pas au moment de la mort. Mais malgré ça j'étais quand même malheureuse car il faut gérer l'absence physique de celui qu'on aime. Il est parti dans mes bras. Quand il est parti, je savais bien où il allait et je savais aussi qu'il allait être bien, mais c'est l'absence qui fait mal… Il m'échappait… En fait je pleurais sur mon sort, c'est tout. Je ne pourrai plus jamais le serrer dans mes bras, le sentir, le toucher. C'est très égoïste en fait parce que je savais que lui serait plus heureux qu'avant et bien plus heureux que moi, bien sûr.

– Pourquoi dites-vous que vous saviez où il allait quand il est mort dans vos bras ?

– Parce que j'y étais déjà allé à l'âge de 11 ans…

– Vous voulez dire que vous avez connu la mort à l'âge de 11 ans, c'est bien ça ?

– Oui, mon cœur s'est arrêté de battre pendant que l'on m'opérait d'une péritonite.

– Vous gardez quel souvenir de cet accident ?

– Je me souviens de tout, j'étais parfaitement lucide. On m'a amenée au bloc, on m'a installée sur la table d'opération, puis on m'a anesthésiée et tout d'un coup je me suis retrouvée au plafond, au-dessus de mon corps. J'étais étonnée de me retrouver là et je me suis dit, tiens c'est bizarre, on dirait que c'est moi, mais sans aucune émotion, sans rien, comme si tout ça était normal… Je pensais à un coin de la pièce, j'y étais, à un mur, j'y étais, un autre endroit plus bas, j'y étais aussi ; c'était instantané, ma pensée me dirigeait partout. Je regardais autour et je me disais, c'est pas mal cette façon de visiter et puis j'ai vu cette lumière très douce, nacrée et un peu irisée de couleurs très belles. J'étais bien... tranquille... sereine, à la limite de la béatitude ; c'était tellement fort ! Je me suis dit : c'est bizarre tu ne sens plus la pression de ton corps, tu ne sens plus rien mais tu es ici et aussi là-bas sur la table d'opération, c'est bizarre. Puis j'ai pensé à mes parents. J'ai voulu les retrouver, alors j'ai décidé de sortir. J'ai vu la porte, mais j'ai préféré passer par le mur. Je suis passé par ce mur comme s'il était immatériel, comme s'il n'existait pas. Je suis passé à travers avec une incroyable facilité et ça m'a beaucoup fait rire. Je n'ai pas essayé de visiter car mon but était de retrouver mes parents. Mes parents étaient dans une salle d'attente et ils pleuraient. Je n'étais pas triste de les voir pleurer mais je me demandais pourquoi ils pleuraient. Moi j'étais bien et ils n'avaient aucune raison de pleurer ! Par la pensée, j'ai essayé de leur dire que j'étais là, que j'étais bien et qu'il ne fallait pas qu'ils pleurent. Aucune réaction, rien du tout, ils continuaient à pleurer dans leur coin comme si je n'étais pas là. Je me suis dit : c'est pas normal ça... Il faut que j'aille revoir mon corps pour voir ce qu'ils font avec mon autre moi car je suis là, mais je suis là-bas aussi. J'ai eu plus de mal à retraverser le mur, c'était plus difficile. J'ai dû un peu forcer à travers les parois pour passer. Quand je suis revenue au-dessus de mon corps, il y avait beaucoup de monde autour de moi et un docteur a dit : putain ça y est on va la perdre ! Et là j'ai pensé : mince si je ne reviens pas mes parents vont pleurer davantage. Alors je suis revenue d'un seul coup et ça fait mal. Je ne sais pas par quel endroit de mon corps je suis revenue. Je ne sais pas non plus par où je suis partie mais je suis revenue en force comme si on enfilait un gant ou une chaussette trop petite et ça fait vraiment mal. Ensuite j'ai repris conscience de tout mon corps et puis voilà, c'est tout... J'ai mis très longtemps avant de parler de tout ça, je pensais qu'on allait me prendre pour une folle. Je n'en ai parlé à mes parents que dix ans plus tard vers l'âge de vingt ans. Mon père était réfractaire à tout ça, il disait que je racontais des bêtises et que j'avais tout inventé. Au contraire, ma mère savait que je lui disais la vérité car je ne lui ai jamais menti.

– Vous en avez parlé à d'autres personnes que vos parents ?

– Oui, à Patricia quand elle m'a raconté son histoire. Je lui ai même dit que mon compagnon était venu me voir sur la plage...

– Celui qui est parti dans vos bras ?

– Oui, celui que j'aimais plus que tout.

– Vous pouvez nous raconter ça ?

– ...

– Si vous ne voulez pas, il n'y a pas de problème. Je comprends très bien.

– Mon compagnon est parti en mai 2007 et en septembre 2007, j'étais assise sur la plage et je ne pensais à rien de particulier. Je regardais la mer. Et d'un seul coup j'ai senti une présence. Je n'ai vu personne, mais il y avait quelqu'un ça, c'est sûr. J'ai ressenti une chaleur qui passait sur le côté et qui m'entourait les épaules comme un bras d'homme qui entoure le haut d'un corps de femme. Mon compagnon faisait souvent ce geste pour me câliner. Quand j'ai senti son parfum, je n'ai plus douté car c'est un parfum très spécial que très peu d'hommes portent et il n'y avait personne d'autre que moi sur cette plage. Et là je me suis entendue dire : mais c'est toi mon chéri ? Et puis pouf, plus rien, dès que j'ai dit : mais c'est toi mon chéri, plus rien ! Comme si le fait de l'avoir reconnu lui avait suffi ; il est parti aussitôt...

Si j'avais su, je n'aurais rien dit... il serait sans doute resté plus longtemps.

CHAPITRE 22
La preuve de la preuve

En interrogeant les personnes qui ont vécu des expériences transcendantes de mort provisoire, on se rend compte très rapidement qu'en ce qui les concerne, l'existence d'une vie après la mort est assimilée à une certitude absolue et que toutes les preuves scientifiques argumentant cela sont, pour leur propre conviction, totalement inutiles. L'une d'elles m'a même avoué un jour : « Si les scientifiques arrivaient à démontrer un jour par a + b qu'il n'y a rien après la mort, sans le moindre doute, je saurais qu'ils se trompent, car moi je suis certaine du contraire et rien ni personne ne pourra me faire changer d'avis ! »

J'ai écrit « mort provisoire » et non pas « mort imminente » car il est aujourd'hui prouvé que la majorité, pour ne pas dire l'intégralité, des personnes qui ont vécu une NDE à la suite d'un arrêt cardiaque ont bien été en état de mort clinique, c'est-à-dire sans activité électrique cérébrale décelable. Effectivement, des études récentes ont permis de montrer que l'électroencéphalogramme devenait plat dans les quinze secondes qui suivaient le dernier battement du cœur. Compte tenu du fait qu'il faut au minimum, dans le meilleur des cas et dans les situations les plus favorables, au moins une minute de délai entre l'arrêt du cœur et les premières manœuvres de réanimation, on peut dire sans trop d'erreur que tous les experienceurs ont bien été en état de mort clinique. Le discours qui consiste à asséner que personne n'est revenu de la mort pour pouvoir raconter ce qu'il y avait de l'autre côté est donc de ce fait désormais complètement faux et dépassé !

Les résultats des recherches sur ces états de mort provisoire publiés dans le journal *The Lancet* en 2001 par le cardiologue Pim van Lommel montrent que les théories avancées pour expliquer les NDE – le manque d'oxygène, la peur de la mort, les drogues, les hallucinations ou même l'affabulation – étaient totalement fausses. Que quelqu'un soit « passé de l'autre côté » pendant trente secondes ou trois minutes, qu'il ait peur de la mort ou pas, qu'il connaisse l'existence des NDE ou non, n'a aucune importance. Même la foi, l'éducation, la race ou le sexe n'entrent pas en ligne de compte. Une seule chose est remarquable : la NDE se produit le plus souvent avec de jeunes patients et à l'occasion de réanimations multiples. Les statistiques montrent que la personne qui a déjà fait une NDE est plus à même d'en vivre une autre. Il a été aussi établi que le patient doit avoir une bonne mémoire pour être en mesure de relater son expérience. Il faut aussi souligner que ce phénomène NDE est loin d'être rare puisque les statistiques les plus récentes publiées par Phyllis Atwater reposant sur un sondage réalisé par US News and World Report en 1997 montrent que 4,2 % des occidentaux ont vécu l'expérience ; 2,5 millions de Français, 12 millions d'Américains et 19,6 millions d'Européens !

Lorsque l'on demande au Dr Pim van Lommel s'il est actuellement scientifiquement prouvé que la conscience humaine existe en dehors du corps, il répond : *Bien que cela reste encore à prouver, je maintiens que c'est très probable car nous avons montré que des personnes restent très conscientes même sans afflux de sang dans le cerveau. Quand le cœur s'arrête, il y a perte immédiate de conscience, la circulation sanguine vers le cerveau est pratiquement nulle en une ou deux secondes. Quinze secondes après, le cortex cérébral cesse de fonctionner; les réflexes corporels disparaissent, l'activité du tronc et du cortex cérébral n'existent en effet jamais après un arrêt cardiaque. Or, paradoxalement, une conscience encore plus claire est présente et se manifeste après l'arrêt cérébral.(...) Malheureusement, la mort est encore taboue dans la société. Les NDE ne sont pas acceptées dans notre culture occidentale, contrairement, par exemple, à l'Inde, l'Afrique ou chez certaines populations indigènes. Le sujet ne colle pas avec notre conception matérialiste du monde et la science joue aujourd'hui le même rôle que l'Église il y a trois ou quatre siècles. Ce qui ne rentre pas dans le cadre général est banni, rabaissé, ridiculisé, refusé ou méconnu* (Interview réalisé par Michael Oort pour « Le Monde du Graal » en mars 2010).

La science classique traditionnelle décrit l'être humain comme une machine biologique et nie en bloc l'existence des choses non mesurables et non reproductibles comme l'amour, la non-linéarité du temps, l'existence d'une conscience collective ou de tout organisme matériel inanimé, les transmissions d'informations par des moyens inconnus comme la télépathie ou les communications avec les défunts. Cette même science matérialiste pense que la mémoire ou la conscience humaine nécessite obligatoirement un substrat neuronal au niveau du cerveau ou moléculaire par l'intermédiaire de l'ADN de nos gènes.

Devant ces postulats réducteurs, certains scientifiques s'insurgent. Ainsi, dans son ouvrage intitulé « L'ultime voyage », le docteur Stanislav Grof, renommé pour ses contributions pionnières concernant les aspects psychologiques et spirituels du processus psychédélique de la conscience humaine, écrit : *N'hésitant pas à remettre en question les présupposées métaphysiques de base de la pensée cartésio-newtonienne, des scientifiques tels que Heinz Von Foerster et Rupert Sheldrake, par exemple, explorent très sérieusement des possibilités comme la « mémoire sans substrat matériel»* (Von Foerster, 1965) *et les « champs morphogénétiques »* (Sheldrake, 1981 ; 1990) (GROF, S.L. *L'ultime voyage*, Guy Trédaniel, 2009). En fait, pour faire simple, d'après les travaux de ces chercheurs, dans certaines conditions particulières, nous serions capables d'être connectés à une banque de données et d'informations supérieures située en dehors de notre cerveau. Cette théorie validerait l'authenticité du vécu des expérienceurs et permettrait de comprendre qu'il peut exister un niveau de conscience très élevé indépendant de nos propres neurones. Cette « supra-conscience » que l'on retrouve aussi dans « l'inconscient collectif » de Jung ou dans les « champs morphogénétiques » de Sheldrake est encore nommée « champs akashique » par Ervin Laszlo (LASZLO E., *Science et champ akashique,* Ariane, 2005) ou « conscience Divine » par les mystiques.

Les matérialistes rejettent les preuves scientifiques d'une vie après la mort car elles vont à l'encontre de leur courant de pensée qui exclue le fonctionnement d'une conscience sans support cérébral. Ainsi, prétendre qu'une conscience perdure en état de mort clinique, lorsque le cerveau ne fonctionne plus, reviendrait à nier les fondements de leur doctrine matérialiste. Pourtant les preuves sont déjà là car il existe de nombreux cas bien documentés de personnes qui, en état de mort clinique, ont été capables de voir d'entendre et de comprendre des situations se trouvant à distance de leur corps physique au moment même où leur cerveau ne fonctionnait plus ! (CHARBONIER, J.-J., *Les preuves scientifiques d'une Vie après la vie,* 2008, Exergues).

Mais malgré ces éléments incontestables, les scientifiques trop déformés par l'idéologie matérialiste moniste, continuent à nier une vérité trop dérangeante. Le débat télévisé que j'ai eu avec Évelyne Sarah Mercier (ESM), qui est la présidente d'une association étudiant les NDE (IANDS France), est très évocateur de cet état d'esprit. Alors que j'exposais ces preuves à l'antenne et que je demandais pourquoi celles-ci ne suffisaient pas à admettre l'existence d'une vie après la vie, sa seule argumentation contradictoire a été de dire « Ce ne sont pas des preuves suffisantes… » On peut se demander dans ces conditions comment serait accueillie une expérience positive de cibles cachées. Il y a fort à parier que cette découverte serait vraisemblablement contestée et rejetée car jugée trop encombrante pour la compréhension du fonctionnement de la conscience ! Une autre réaction d'ESM est tout aussi révélatrice ; à la question du journaliste « Est-ce que le motif de vos recherches est de démontrer qu'il existe bien une vie après la mort ? », elle répond « Non, ce n'est pas notre problème, cela ne nous intéresse pas du tout ! » Étonnant non ? Qui est-ce « nous » désigné par ESM ? Des intégristes matérialistes ? Un groupuscule de personnes qui revendiquent une croyance particulière, en l'occurrence l'existence d'une mort assimilable au néant absolu ? Comment peut-on faire des recherches sur les NDE en se désintéressant totalement d'une question aussi fondamentale ? N'est-ce pas là la démonstration évidente d'une position dogmatique reposant sur le déni absolu de la survivance ? Cette attitude est totalement illogique et indigne d'un scientifique à l'esprit ouvert. Que penserait-on d'un chercheur de la NASA qui, pointant sa parabole vers le cosmos à l'écoute du moindre bruit émanant de notre univers, soutiendrait que l'existence d'une vie extraterrestre « ne l'intéresse pas du tout » ?

Je dis souvent en plaisantant que si un jour un scientifique matérialiste se retrouve dans un tunnel de NDE, et que Dieu se présente à lui, il ne Le croira pas et Lui demandera Ses papiers d'identité ! Et si Dieu dans Son infini bonté et Sa grande miséricorde lui tend des pièces d'identité, il les rejettera avec mépris en pensant qu'ils sont faux ! Oui, les scientifiques matérialistes recherchent toujours la preuve de la preuve de la preuve... d'une vérité qu'ils ne veulent surtout pas connaître. Et quand cette preuve est là et les encombre trop, ils la contestent violemment jusqu'à ce qu'elle disparaisse à tout jamais... Le processus est sans fin.

Ah la preuve de la preuve ; on n'a pas fini d'en entendre parler de celle-là !

Et d'ailleurs, on peut raisonnablement se demander s'il est bien nécessaire de rechercher la preuve de l'existence de l'âme ou de l'esprit pour croire à sa survivance après la disparition du corps matériel. À ce propos, Marie de Hennezel écrit fort justement : *Le matérialisme primaire trouve l'âme abstraite et inutile. En pensant de la sorte, il fait le jeu du mercantilisme cynique qui ne s'embarrasse pas de la notion d'âme. Il participe à la barbarie ambiante. (...) Notre monde épris de rationalité scientifique avance qu'il ne croira en l'âme que quand on lui aura prouvé son existence. La plus belle preuve de l'âme réside dans l'impossibilité de prouver son existence. L'âme n'étant pas une chose, quand on la prouve, ce n'est pas l'âme. Quand on renonce à la prouver, c'est l'âme. L'âme s'éprouve. Elle ne se prouve pas. Elle se montre. Elle ne se démontre pas. On est une âme. On n'a pas une âme. (...) Tout comme on ne comprend rien à l'amour sans aimer, on ne comprend rien à l'âme sans la vivre* (DE HENNEZEL M. et VERGELY B., *Une vie pour se mettre au monde*, Carnets nord, 2010, pp. 101, 103).

CHAPITRE 23
Le médecin de l'Au-delà

À en croire certains témoignages, des médecins décédés pourraient intervenir non seulement pour nous permettre de rester en bonne santé, mais aussi pour retarder notre départ terrestre.

Christine Poncet par exemple. Cette femme de 46 ans, professeur de Lettres à Perpignan, tout à fait saine de corps et d'esprit, prétend avoir été sauvée de la mort par un médecin de l'au-delà !

Dans un premier courrier elle m'avertit tout de suite sur les difficultés à trouver une écoute attentive à son incroyable histoire :

Je vous assure que je suis parfaitement équilibrée, bien que je comprenne que ce que je vais vous raconter puisse paraître complètement fou, mais à qui pourrais-je en parler si ce n'est à quelqu'un comme vous ?

Elle se présente comme une enseignante rationnelle élevée dans une famille à l'esprit fermé :

J'ai été élevée dans un milieu complètement athée et même presque hostile à tout ce qui touchait les religions ou les croyances sous toutes leurs formes... Personne ne jugeait utile de jeter un seul regard aux chroniques astrologiques hebdomadaires et rien dans nos conversations ne se portaient sur des questions relatives à « tout cela ». Pour mon père encore dont l'esprit se veut parfaitement scientifique « il n'y a rien après la mort » et, comme certains de vos confrères que vous citez dans vos livres, la TCI, les NDE, Dieu, les religions ne sont que « des conneries »... Je tiens à préciser en revanche que ma famille est plutôt cultivée mais nous ne parlons que de politique, d'histoire ou de science « officielle »... J'ai eu une enfance « normale », sans traumatisme particulier à signaler, ni accident, ni maladie, ni complications diverses. Je suis déléguée syndicale (responsabilité académique) mais je tire les cartes, aperçois parfois des êtres dits désincarnés ou sur le point de mourir mais pas encore partis, et je suis en perpétuelle recherche de sens sur des phénomènes auxquels je me suis habituée et qui m'ont propulsée dans un univers de « croyance » ou de foi et la certitude qu'il y a bien une vie après la vie...

À l'âge de vingt ans, Christine Poncet, encore étudiante, connaît pendant le sommeil une première sortie de corps :

J'avais une vision à 360 degrés ou du moins je pouvais voir derrière ma tête, comme si j'avais eu un œil dans le cerveau, dans un petit coin de l'espace ma chambre, mon lit et mon corps tout raide allongé. Je n'ai pas éprouvé une affection profonde pour ce corps qui était pourtant le mien et l'idée de le réintégrer n'était absolument pas une priorité. En revanche j'observais avec méthode et sang-froid tout ce qui se passait sans vouloir perdre un détail et ce sang-froid justement me faisait un peu froid dans le dos : c'est ma propre personnalité qui me faisait peur ! Je ne comprenais pas comment moi qui avais habituellement peur d'une simple araignée et qui ne me sentais pas spécialement courageuse pouvais-je rester là dans une sorte de maîtrise de mes sens, de la situation, envisageant tout d'un regard non pas indifférent mais dans une sorte de sentiment ou de sensation non-humaine ? Une sorte de puissante neutralité difficile à expliquer... J'aperçus ensuite, toujours dans le même état psychologique, des sortes de corps que je reconnus comme faisant partie de « moi » qui se détachaient les uns des autres pour que mon moi le plus important ne se réduise plus qu'à une sorte de sphère et je me mis à me moquer de « moi » en me comparant à un petit ballon. L'idée que nous étions tous des petits ballons me fit bien rire... Inutile de dire que même plusieurs années après lorsqu'avec beaucoup de diplomatie j'ai essayé d'expliquer à mon père ce « détachement » des corps il m'a regardée comme si j'avais avalé du LSD...

L'expérience de sortie de corps fut pour l'étudiante un vécu transcendant qui bouleversa le sens de sa vie alors que rien dans son éducation ou dans ses études ne la prédisposait à cette métamorphose :

Cet événement a déclenché mon intérêt pour toutes les questions rangées malheureusement dans le registre de l'ésotérisme, alors que cela devrait être une priorité scientifique car, depuis plus de 25 ans de recherches et d'expériences, je souffre à cause du peu de culture scientifique qui règne dans les milieux ésotériques, et surtout leur tendance à investir le registre des dogmes et des croyances qui fait perdre énormément de temps et de crédibilité pour des vérités hautement importantes sur la vie dans son sens le plus absolu : la vie de tout, des animaux, des planètes, des humains, de tout...

Enfin, à l'âge de 27 ans, la jeune femme devenue entre-temps professeur de Lettres connut une surprenante expérience qui la rapprocha du célèbre chanteur Mort Shuman par l'intermédiaire d'un médecin venu de l'au-delà. Un médecin qui en l'occurrence lui a selon elle sauvé la vie et qui est depuis lors son guide spirituel...

Au moment de cette expérience qui est une sorte de « NDE à l'envers » j'exerçais à Marseille. Il faut savoir que ni moi ni ma famille n'avons été fans d'un quelconque chanteur ou d'un groupe en particulier et que la vie des stars est pour moi encore plus que pour ma famille d'un désintérêt total. De plus à l'époque je n'avais pas la télévision et ayant eu la chance d'être nommée à Marseille dans les quartiers difficiles, l'ensemble de mes collègues étaient comme moi, tous des débutants dont le plus vieux devait avoir trente ans : on faisait la fête tous les soirs et je revenais au petit matin dans mon studio pour prendre une douche, faire le cartable et partir aussitôt au lycée… en pleine forme ! Inutile de dire que mes collègues étaient comme moi et que la biographie des stars ne meublait pas notre conversation. Nous vivions comme des joyeux drilles et je regrette beaucoup cette époque ! Comme vous l'expliquez très bien dans un de vos livres, le contact avec d'autres réalités n'enlève pas le goût de la vie, bien au contraire ! Venue passer quelques jours de congés de Toussaint dans ma famille à Toulouse, j'eus une expérience étonnante ; au cours d'une nuit, je me suis réveillée car je venais de me rendre compte que j'étais à genoux les mains jointes ; or s'il m'arrive de prier depuis (pas trop quand même) à l'époque ce n'était pas du tout une activité qui m'était habituelle… Le temps de me rendre compte de ce qui était dans mon cas une véritable incongruité, je vis que je n'étais plus dans ma chambre mais dans une autre. Lors de ces expériences le sens des choses est évident pour celui qui expérimente et il reçoit toutes les informations en bloc à une vitesse incroyable et là, je sus immédiatement que je me trouvais à Londres, dans un hôpital, dans la chambre d'un mourant. Mais, contrairement à ce que l'on pourrait croire ce n'est pas vraiment cette situation qui m'étonna mais le fait que je me trouvais dotée d'une taille démesurée et que j'étais vêtue de blanc avec de longues manches qui retombaient à terre. En fait j'étais arrivée là avec une identité que je ne maîtrisais pas et cela ne me fit pas du tout plaisir. Revenue aussitôt dans la personnalité qui fait l'individu terrestre qui vous écrit en ce moment (et en pleine possession de mes sens) j'eus la surprise de voir ma taille diminuer et les vêtements qui m'habillaient devenir trop grands. Ces détails peuvent paraître prosaïques mais c'est pourtant ce qui s'est passé et, me relevant en râlant vivement de mon état de prière, les pieds complètement empêtrés dans ce vêtement blanc que j'aurais envoyé « au diable » si j'avais pu le faire, et dont je me demandais très énervée où j'avais pu « le prendre » et où étaient passés mes propres vêtements, j'aperçus à côté de moi un homme qui avait l'air lui aussi de râler, mais qui ne l'exprimait pas ouvertement bien que je sentisse qu'il n'était pas content du tout et on verra pourquoi dans un instant… C'était un médecin et il était vêtu de sa blouse blanche elle aussi. Pour la petite histoire ce médecin m'accompagne depuis et j'ai appris à le connaître. Ce médecin généraliste décédé a joué un rôle considérable dans mes expériences et dans les connaissances que j'ai pu avoir au moment où la scène se passe. J'ai cru pendant quelques minutes qu'il « appartenait » au monde des vivants, qu'il était médecin dans cet hôpital et qu'il était là pour les derniers moments de la personne qui était allongée dans ce lit. Intriguée d'ailleurs par l'identité de ce patient (car en fait je ne connaissais personne qui aurait pu se trouver à Londres dans cet état) je me suis approchée du lit pour constater avec effarement qu'il s'agissait du chanteur compositeur Mort Shuman !!! Je le reconnus comme tel et, la surprise passée je me dis qu'il devait « y avoir une erreur »… Je ne connaissais pas la vie de cet homme et je n'avais aucun renseignement sur son état de santé ! Que faisais-je là ? Mort Shuman était-il vraiment en train de mourir dans un hôpital londonien ? Alors que penchée au-dessus de lui je l'examinais et que je me perdais en conjectures, Mort Shuman ouvrit les yeux (les yeux de son corps subtil bien sûr car nous étions dans cette dimension-là), et qu'à ce moment il commençait à ne plus faire partie des « vivants »)… J'eus alors l'autre surprise de me trouver face à quelqu'un qui me reconnaissait !!! Moi, je ne voyais que Mort Shuman, mais lui, c'est sûr, regardait une autre personne à ma place !!! Il exprima une joie intense et presque excessive qui me gêna beaucoup : qui ou que voyait-il ? En tous les cas il souffrait énormément et cette souffrance devint ma préoccupation. Pendant tout ce temps, le médecin s'était rapproché de moi et me collait littéralement au point que je me rendis compte qu'il faisait partie de l'expérience : je le pris donc bêtement pour un guide et je compris qu'il était désincarné et que c'était lui qui était chargé de s'occuper de Mort Shuman… Mais l'indifférence dédaigneuse qu'il me renvoya à propos du chanteur me déstabilisa un peu… Mort Shuman était quant à lui dans une souffrance paroxysmique et il me supplia tout de go d'abréger ses douleurs en le «prenant pour partir»... Je ne me sentais aucune capacité pour savoir comment et à quel moment une âme devait partir et cette fonction dont le chanteur m'affublait me sembla au-dessus de mes forces, de mes connaissance et de mes droits. Je me suis donc contentée de lui prendre les mains en pensant que cela le soulagerait un peu et, comme je croyais que le médecin était là pour cette mission, je lui demandais de l'emmener lui-même. J'obtins un refus maussade et pas davantage d'information, ce qui me fit râler; je me mis aussitôt à faire ce que je fais souvent sur terre : protester et revendiquer. Le comble est que je me rendais compte que je me plaignais à quelqu'un qui n'avait rien à faire des souffrances de Mort Shuman. Le médecin garda devant mes vociférations un calme et une détermination incroyables et il croisa les bras à mes côtés dans le style «attendons un peu pour voir!» Pendant mes protestations, l'artiste populaire avait quitté sa vie terrestre et alors que je me retournais pour voir où il en était, je le retrouvais debout et en pleine forme! Il était très grand et mes mains que je lui avais «prêtées» pour soulager ses souffrances se trouvaient désormais empoignées sans douceur tandis qu'il commençait à m'entraîner avec lui comme si j'avais été une sorte d'objet qui lui aurait appartenu. C'est à ce moment que mon «médecin» intervint la première fois : il regarda Mort Shuman droit dans les yeux, puis il se pencha sur moi et me dit d'une voix très grave et solennelle, comme s'il s'adressait à quelqu'un de très important, «Madame, vous ne devez pas aller avec lui!» J'étais incapable de faire ou de dire quoi que ce soit tant tout me dépassait... Mort Shuman s'adressa alors au médecin et le défia : «Elle vient avec moi!» Il ne lui répondit pas et à aucun moment il ne lui adressa la parole et je ressentais entièrement le mépris qu'il éprouvait pour lui! C'était une situation complètement incroyable et je dois dire qu'aujourd'hui encore bien qu'une partie de la «solution» m'ait été donnée je reste sur quelques «mystères»...Le médecin prit toutes les initiatives pour me faire revenir en France mais il se trompa et me ramena à Marseille au lieu de Toulouse où se trouvait mon corps! Se rendant compte de sa méprise, il me plaça dans un lieu où d'autres médecins vinrent nous rejoindre et où le malheureux Mort Shuman qui nous avait suivis ne pouvait s'approcher... J'eus droit gentiment de la part de mon « guide » à une dernière recommandation de ne pas bouger et attendre quelques instants, puis je me retrouvais aussitôt dans mon corps à Toulouse... Aussitôt dit aussitôt fait, je me levais du lit en proie à une infinité de questions et je me précipitais à la cuisine où je trouvais ma mère qui prenait son petit-déjeuner. Je ne pouvais pas lui dire exactement ce qui s'était passé mais je ne pus m'empêcher de lui annoncer que j'avais rêvé de la mort de ce chanteur au cours de la nuit. Après le petit-déjeuner, je suis allée prendre une douche et comme à mon habitude je mis la radio pour écouter les informations mais pas du tout pour chercher à savoir si ce qui s'était passé au cours de la nuit était vrai. Alors que le flash info se déroulait, j'entends encore la voix du journaliste préciser : « Nous venons de l'apprendre à l'instant : le célèbre chanteur Mort Shuman est décédé cette nuit dans un hôpital londonien ». Je tenais à vous raconter cette expérience car dans mon cas il ne s'agit pas d'une NDE classique comme certaines personnes la décrivent; j'ai été appelée pour le passage de quelqu'un avec lequel dans cette vie je ne partageais rien mais qui me voyait pourtant comme une personne familière et même très intime. Le médecin (que depuis je connais mieux) savait les dangers que je risquais en suivant Mort Shuman et m'a empêchée de partir avec lui. Il va de soi que je ne vous écris pas pour faire un scoop ésotérique mais pour témoigner sur une NDE « à l'envers » ou autrement... J'espère que cela vous intéressera pour vos recherches.

En fait, dans le cas de Christine Poncet, on ne peut pas parler de NDE puisque rien ne montre dans son récit qu'elle était sur le point de mourir au moment de son expérience. Elle priait à genoux les mains jointes dans sa chambre à Toulouse et fut projetée lors de cet état méditatif (qui était à l'époque pour elle tout à fait inhabituel) presque instantanément dans la même situation à Londres dans la chambre d'hôpital où Mort Shuman était sur le point de mourir ! Elle l'a accompagné dans une sorte d'aller-retour appartenant à une autre dimension et n'a encore pu trouver aucune explication à cette incroyable mission qui lui a été confiée puisque, contrairement à l'expérience du docteur Jean-Pierre Postel qui a suivi son père dans le tunnel des NDE au moment de son décès, Christine Poncet n'avait aucun lien familial ou affectif avec Mort Shuman. Et pourtant, le chanteur semblait bien la connaître (ou la reconnaître) et désirait même qu'elle l'accompagne plus loin dans l'au-delà... Selon elle, si le médecin désincarné qui est semble-t-il désormais devenu son guide n'était pas intervenu à temps, elle ne serait plus aujourd'hui de ce monde.

On pourrait penser que tout ceci n'est le récit que d'un simple rêve, mais dans ce cas comment expliquer qu'à son réveil la jeune professeure de Lettres apprenne que ce qu'elle avait vécu au cours de la nuit s'était bien réalisé ; à savoir trois choses bien précises : premièrement le décès de Mort Shuman, deuxièmement dans une chambre d'hôpital et troisièmement à Londres ! Cela ferait bien trop de coïncidences à la fois.

J'ai fait lire ce récit à des personnes autorisées dans le domaine de la spiritualité. Selon elles, un guide ne peut « se tromper » de destination et le court séjour marseillais qui a précédé la destination toulousaine ne peut être que voulu par l'invisible, même si le sujet interprète cela comme une « méprise » ; une erreur involontaire de destination...

Alors que penser de cette extraordinaire expérience ? Des détracteurs pourraient croire à une supercherie ou à une histoire totalement inventée, mais dans ce cas pourquoi cette respectable professeure de Lettres encore en activité, déléguée syndicale, occupant des fonctions reconnues par son académie, accepterait-elle de se mettre en danger en autorisant la publication de son témoignage de façon non anonyme. Dans cette affaire, elle n'a rien à y gagner et beaucoup à perdre : sa crédibilité professionnelle, sa notoriété attaquée par les moqueries et les railleries de ses collègues (je sais de quoi je parle…), sa respectabilité, bref une véritable mise en danger que nul ne saurait contester.

Je la remercie infiniment d'avoir eu le courage de me livrer cette fantastique histoire.

CHAPITRE 24
Entre rêves et réalité

La confusion que font certaines personnes entre la perception d'un monde onirique et celui qui appartient à la réalité peut fausser l'authenticité d'une expérience transcendante. Par exemple, le récit de Madame Poncet aurait très bien pu être classé dans la catégorie des « rêves dissociatifs » ; c'est-à-dire avec une impossibilité de distinguer la part du rêve et du réel d'une scène précise. Mais ce n'est pas le cas puisque cette charmante personne est parvenue à assimiler son expérience à un vécu non onirique par la confirmation dès son réveil de trois informations précises : le décès de Mort Shuman la même nuit, dans une chambre d'hôpital et qui plus est dans un lieu géographique bien précis, à Londres.

On me demande très souvent s'il est possible de rêver sous anesthésie générale. Si pour la majorité des personnes anesthésiées, le temps opératoire semble correspondre à « un trou noir » où rien ne s'est passé, certains opérés connaissent au cours de ce laps de temps des expériences bien particulières qu'ils ne peuvent assimiler à des rêves ou à des hallucinations.

Voici quelques extraits de témoignages allant dans ce sens :

Dès que l'anesthésiste a injecté un produit blanc dans le petit bout de plastique que j'avais fixé au bras, je me suis endormie sans m'endormir vraiment puisque je me suis réveillée aussitôt auprès de mon père décédé l'année dernière d'un infarctus. Il était en pleine forme. Il m'a parlé par la pensée en me disant de ne pas m'en faire parce que j'allais trouver un travail dans l'hôtellerie très bientôt. J'ai bien rigolé parce que je n'avais aucune formation dans ce secteur et je ne voyais pas comment cette proposition pourrait arriver jusqu'à moi. Il m'a ébouriffé la tête avec ce petit geste qu'il avait l'habitude de faire pour m'agacer quand j'étais bien coiffée et est reparti aussitôt dans un tourbillon de lumière. Une fois mon intervention de coloscopie terminée je suis rentrée chez moi et dans ma boîte aux lettres il y avait une proposition de poste de veilleur de nuit dans un hôtel. J'ai tout de suite téléphoné et j'ai été prise immédiatement. J. D., Lyon.

ooo

Je me suis faite opérer des yeux pour une forte myopie sous anesthésie générale. Une chose étonnante que je ne suis pas prête d'oublier; c'est que lorsque l'on m'a réveillée, j'étais en train de rire et j'entendais des voix familières tout autour de moi qui riaient, c'était une ambiance où j'étais bien sereine et heureuse, entourée de mes proches que j'ai vus en quelques secondes donc impossible de les identifier tous avec précision. Il y avait beaucoup de monde et un brouhaha énorme. Ils me disaient tous au revoir. Je vous assure que c'était un sentiment merveilleux. Pourtant, j'étais avec une infirmière du bloc qui me tapotait la joue pour me réveiller et il n'y avait personne d'autre à ses côtés. Lorsque j'en ai parlé à l'anesthésiste, il m'a soutenu que c'était impossible de rêver sous anesthésie générale. Je suis donc maintenant sûre que j'étais bien dans l'autre monde avec mes proches ! J'ai fait des recherches et effectivement il est impossible de rêver sous anesthésie…

Mail d'une internaute que m'a adressé Martine Oberson afin que je donne des informations à ce sujet dans son forum.

°°°

Il y avait plusieurs personnes autour de moi pendant mon anesthésie et l'une d'elles m'a parlé. L'entité qui m'a parlé n'était pas mon grand-père. Je dis ça parce que mon grand père est venu me rendre visite au moment de son décès et qu'il est aussi venu voir ma mère au même moment et là je suis sûr que ce n'était pas lui…

Hervé Hamiache après une courte anesthésie.

°°°

Jacques Saunier a subi au cours de l'été 2006 un grave accident de la circulation nécessitant une anesthésie générale prolongée en réanimation. Son expérience de 59 jours de coma a complètement changé sa vie en l'amenant à aider les personnes confrontées à la mort. Il a eu la gentillesse de me confier ses impressions à la sortie de cette longue période de coma. Voici très succinctement rassemblés les surprenants souvenirs de son expérience transcendante.

Dans la période de coma, je me suis tout de suite trouvé dans une grande lumière et dans un état de grande sérénité, et ceci tout en gravissant un immense et majestueux escalier en cristal qui était d'une luminosité puissante mais non aveuglante. J'ai ressenti ou entendu que des personnes vivantes m'appelaient. J'ai reconnu certaines voix et toutes me demandaient de revenir. J'ai entendu divers propos de mon entourage que j'ai relatés par la suite. J'ai ressenti que des personnes hors du corps médical pouvaient m'aider à revenir. J'ai communiqué avec ma femme par télépathie et par une autre façon que je ne peux expliquer. J'ai rencontré deux personnes décédées : un oncle fusillé en 1943 ainsi que la grand-mère de ma femme que je ne connaissais que par photos. Je voulais rester dans cet état de bonheur suprême mais ces deux personnes m'ont contraint en saisissant mes deux bras à revenir vers le noir qui était loin derrière moi, et ceci s'est déroulé en un éclair, contrairement à l'impression d'éternité que j'ai le sentiment d'avoir vécu pendant toute ma période de coma.

À mon réveil, j'ai ressenti des douleurs au niveau de mes deux bras. Ces douleurs qui ont duré deux mois sans aucune explication médicale ont mystérieusement disparu lorsque je me suis dit « Admets que ce que tu as vécu a pu arriver ! » J'ai signalé à mon entourage que les deux personnes décédées qui m'ont contraint à revenir « sur terre » étaient présentes dans ma chambre et me regardaient en souriant. De plus, j'ai pu relater les divers propos entendus pendant mon coma et ceux-ci m'ont été confirmés par diverses personnes…

Ce récit prouve bien que les comateux sont parfois capables d'entendre et de percevoir ce qui se passe autour d'eux. Ceux qui les entourent ont quelquefois le privilège de pouvoir communiquer avec eux par télépathie comme par exemple mon confrère le docteur François Lechevalier :

Juste avant son décès, mon épouse qui était dans un état de coma profond pouvait communiquer avec nous en clignant des yeux. Elle répondait à nos questions faites mentalement et non pas à haute voix car sa maman qui était présente était pour sa part totalement réfractaire à cette possibilité. Deux autres femmes, sentimentalement proches d'elle, ont également pu communiquer avec elle de cette façon et peuvent attester qu'il ne s'agissait pas d'une hallucination. Ce fut une expérience très forte, bien au-delà de ce que les mots peuvent rapporter.

Les scientifiques restent majoritairement sourds à ce genre de discours. Contre toute logique, ils persistent à dire que les comateux sont incapables de telles prouesses. Pour eux ces patients restent des « légumes » et toute relation télépathique est totalement impossible ! À propos de l'obscurantisme scientifique sur ce refus d'examiner les preuves de communication télépathique des comateux et des expérienceurs, le Père Brune s'exprime avec son humour habituel : *Ne vous laissez pas abuser par les « scientifiques », médecins, neurologues, « psy-quelque chose » ou philosophes et prêtres des différentes Églises et croyances. La plupart ne savent rien de tout ça et ne veulent rien savoir. Leurs rituels sont déjà fixés, leurs discours sont déjà tout prêts et bien rôdés. Ne leur demandez pas de changer. Ce sont eux les morts, des morts vivants !* (*Parasciences* n° 76, 2009-2010, p. 4)

Une interview réalisée en avril 2009 (et non en avril 1969 comme on pourrait le croire en le lisant !) par une journaliste du Point en dit long sur un certain état d'esprit français qui souhaite dominer de façon dogmatique et exclusive le petit monde des expériences de mort imminente :

Pour le docteur Jean-Pierre Jourdan qui est directeur de la recherche médicale de l'association IANDS France, 99 % des communications sur les EMI sont des conneries et il regrette que certaines personnes qui ont vécu ces expériences hors du commun en profitent pour faire du fric. Selon lui, il est totalement faux de dire qu'il est possible de communiquer par télépathie durant ce voyage. Les propositions de certains de mettre des personnes en relation avec leurs proches décédés le mettent en rage. « Non seulement c'est de l'escroquerie, affirme-t-il, mais en plus, cela les empêche de faire leur deuil ! (www.lepoint.fr/../337153).

Tout commentaire est inutile ; ce texte se suffit à lui-même…

Comme on peut s'en douter, j'ai reçu de nombreux témoignages attestant de visites de disparus, de guides spirituels, d'êtres de lumière ou de diverses entités pendant les anesthésies générales. Il serait inutile et fastidieux de rapporter ici toutes les expériences similaires collectées sur plusieurs décennies d'exercice.

En toute objectivité, il faut bien reconnaître qu'il n'y a pas de réponse bien tranchée pour dire s'il est possible ou non de rêver en étant sous anesthésie générale (AG). Nous savons que le sommeil induit par une AG ne ressemble en rien à celui que nous connaissons toutes les nuits. À la différence du sommeil physiologique, le « repos » artificiel du corps provoqué par l'administration de substances anesthésiques est un coma relativement profond. Cette perte de conscience doit être suffisamment importante pour qu'une chirurgie ou que des soins de réanimation soient faits sans douleur, et suffisamment réversible pour que l'opéré, ou le réanimé, puisse se réveiller rapidement sans aucune séquelle. Le cerveau d'un patient anesthésié est coupé du monde extérieur et ne reçoit plus les informations sensitives ou sensorielles (ce qui est bien sûr le but principal d'une AG). De plus, durant toute la période d'anesthésie, l'activité électrique du cerveau est bien différente de celle d'un sujet endormi naturellement ; en particulier on ne retrouve pas les ondes électroencéphalographiques caractéristiques du sommeil paradoxal qui est la période réservée aux rêves. En ce sens oui, on peut dire qu'il n'existe dans l'AG aucune trace d'une activité électrique du cerveau assimilable à celle que l'on retrouve en période de rêves, mais peut-on en déduire pour autant que le rêve soit totalement impossible pendant une AG ? En toute logique je ne le pense pas car rien ne nous indique aujourd'hui que les rêves ne se « fabriquent » exclusivement qu'au moment du sommeil paradoxal. Autrement dit, est-ce que notre cerveau anesthésié serait capable de créer une expérience onirique totalement construite par l'intermédiaire de relais mnésiques qui fonctionneraient en totale autonomie ? La question reste aujourd'hui sans réponse. Toutefois, compte tenu du fait que 5 % des comateux et des patients anesthésiés sont capables de décrire à leur réveil des situations ou des événements se déroulant autour d'eux au moment même où leur cerveau ne pouvait percevoir aucune information sensorielle ou sensitive, il y a de bonnes raisons de penser que les expériences vécues pendant les comas traumatiques ou chimiques n'ont rien à voir avec des phénomènes oniriques ou hallucinatoires et qu'il serait donc possible d'avoir des vécus transcendants au cours des anesthésies générales.

Entendre et voir pendant une anesthésie générale

Certaines personnes disent avoir entendu et vu ce qui se passait autour d'elles pendant leur anesthésie générale.

Il faut savoir qu'une AG classique est réalisée par l'association de trois produits : un narcotique qui endort, un curare qui paralyse les muscles, et enfin un morphinique qui supprime la douleur. Il arrive quelques fois que le curare soit en excès par rapport au narcotique. Dans ces conditions, il est vrai très rares, le sujet sera conscient et paralysé et n'aura aucune possibilité de manifester le fait qu'il est totalement réveillé. Situation ô combien angoissante ! Il entendra et percevra tout ce qui se passa autour de lui et pourra facilement le rapporter à la fin de son anesthésie.

Mais si ceci est vrai pour des informations auditives, cela ne l'est pas pour des informations visuelles car même curarisé et réveillé, il est totalement impossible de voir étant donné que l'on prend toujours la précaution de fermer les yeux des sujets anesthésiés ou des comateux profonds avec du sparadrap pour éviter les lésions cornéennes.

À la différence des informations auditives, il n'existe donc pas d'explications rationnelles aux informations visuelles perçues pendant une AG.

QUATRIÈME PARTIE

Médecine et médiumnité

CHAPITRE 25
Comment trouver un bon médium ?

La médiumnité serait une faculté psychique qui permettrait de relayer notre monde terrestre à l'au-delà ; d'où l'expression de « canal » (*channeling* en anglais) pour désigner cet art si controversé.

Pour le plus grand malheur de cette discipline, la grande majorité des personnes qui prétendent détenir ce don sont en réalité des charlatans ou des escrocs et la plupart des gens ne savent faire aucune différence entre le bon et le mauvais médium ; autrement dit, entre le rare privilégié qui a la faculté de pouvoir communiquer avec l'invisible et l'authentique imposteur qui ne pense qu'à faire grossir son compte en banque en vidant celui du premier naïf venu. Étant donné que cette vaste confrérie ne parvient pas à se constituer en association pour créer une charte de bonne conduite et que le seul label de qualité et de sérieux ne repose que sur une réputation acquise par une bouche à oreille dont la subjectivité est évidente, cet amalgame n'est pas prêt de disparaître !

Alors me direz-vous, dans cet imbroglio, comment s'y reconnaître ? Comment distinguer la crapule du véritable médium ? À qui faut-il s'adresser ? À qui faire confiance ?

Une chose est certaine : fuyez les faux mages (de Hollande ou pas...), les prétendus marabouts qui inondent vos boîtes aux lettres de promesses absurdes comme retour de l'être aimé, fortune assurée dès la troisième séance, virilité retrouvée, redresse les sexes tordus (sic), les médiums plus extra-cupides qu'extralucides qui pratiquent des tarifs prohibitifs ou qui demandent votre numéro de carte bleue ou une avance de trésorerie avant d'avoir effectué la moindre prestation, les gourous « tiroir-caisse » qui recommandent des visites mensuelles, les voyants qui font déshabiller les jeunes femmes pour lire autre chose que leurs thèmes astraux, les magiciens qui prétendent pouvoir faire disparaître vos pires ennemis, les sorciers pratiquant la magie noire... Au secours ! Fuyez ! Oui, fuyez au plus vite ! Votre vie en dépend ; certains se sont retrouvés ruinés et au bord du suicide en écoutant le chant de ces fausses sirènes !!!

En fait, la seule façon de savoir si vous avez affaire à un bon médium est de se renseigner auprès des gens qui l'ont consulté. Ce n'est pas toujours facile car la clientèle en visite est rarement bavarde et ne souhaite pas livrer au premier venu le résultat d'une quête aussi personnelle, mais étant donné que vous risquez dans cette démarche de perdre plus de choses que d'en gagner, cela vaut quand même la peine de prendre le temps de tenter de mener sa petite enquête avant de se lancer les yeux fermés dans l'aventure. Une chose est sûre : ce travail d'investigation vous permettra de limiter les dégâts en évitant l'énorme supercherie.

En ce qui me concerne, j'ai l'habitude de « travailler » avec un certain nombre de médiums que je connais personnellement pour le sérieux de leurs contacts et, jusqu'à ce jour, je n'ai jamais été déçu par les retours que j'en ai eus ; les patients adressés à Henry Vignaud, Florence Hubert, Jean-Marie Legall ou encore Michèle Riffard (cette liste n'étant pas exhaustive car il existe en France bien d'autres médiums de qualité) sont la plupart du temps satisfaits de leurs prestations et ressortent de ces séances avec une symptomatologie dépressive considérablement améliorée s'ils étaient atteints de cette redoutable psychose. Bien sûr, je reste extrêmement prudent car on ne peut recommander ce genre de rendez-vous que lorsque la situation s'y prête vraiment et après en avoir longuement discuté avec les intéressés. Généralement, il s'agit de personnes profondément touchées par la disparition d'un proche et suffisamment ouvertes sur le plan de la spiritualité. Ce petit coup de pouce leur permet dans bien des cas de passer un cap difficile en évitant l'abrutissement médicamenteux ou, pire, la décompensation psychiatrique avec la menace omniprésente d'un passage à l'acte imminent.

CHAPITRE 26
Un émetteur-récepteur de consciences

Devant un événement X inexplicable, une démarche scientifique proposera un modèle de pensées qui fonctionnera en intégrant le dit phénomène X à l'ensemble des données réputées acquises. Le résultat pourra se traduire par la phrase suivante : tout se passe comme si... [nouvelle proposition suggérée]... jusqu'à preuve du contraire, la « preuve du contraire » étant un autre phénomène Y venant contredire l'hypothèse novatrice. Ainsi fonctionne l'évolution de la pensée scientifique ; une théorie en chasse une autre pour « coller » le plus possible aux données les plus récentes.

Or, compte tenu du fait que les dernières découvertes déjà exposées précédemment montrent clairement et de façon rationnelle que la conscience perdure lorsque le cerveau s'arrête, on peut imaginer que cet organe composé essentiellement de neurones et de cellules gliales nourricières se comporte en fait comme un « récepteur de conscience(s) » et agit à la manière d'un poste de télévision. Eh oui, n'en déplaise à certains, quand la TV est éteinte le programme continue quand même !...

Cette fonction de récepteur permettra de recueillir des données venant de différentes origines ; s'il s'agit d'un autre cerveau, on parlera de télépathie tandis que les intuitions, les prémonitions ou la médiumnité auront pour source les flots d'informations émanant des dimensions subtiles de l'au-delà. Ces différentes énergies vibratoires recueillies par des récepteurs cérébraux spécifiques induiront des perceptions physiques ou des ressentis propres à chaque médium : sensations visuelles pour les clairvoyants, auditives pour les *clairaudiants,* voire tactiles ou même olfactives pour d'autres. La sollicitation du récepteur cérébral peut également entraîner l'élaboration de certaines pensées ou de certaines idées ; c'est l'inspiration, l'inspiration induisant la création d'une œuvre artistique ou l'élaboration d'une grande découverte. Elle s'exprimera par les moyens habituels de communication que sont le langage, l'écriture, la peinture, la sculpture ou la musique.

Il est rare que les artistes soient bien conscients de cette connexion. Au cours d'un déjeuner en tête à tête avec Didier van Cauweleart, qui est sans nul doute l'un des meilleurs romanciers contemporains, le célèbre écrivain, titulaire du prix Goncourt pour son ouvrage « *Un aller simple* » en 1994, me confia : « Quand je me mets au travail, il m'arrive d'écrire sans m'arrêter pendant treize heures consécutives sans avoir la notion du temps ni sans avoir la moindre idée de ce qui va sortir de ma plume ! » N'est-ce pas là le comportement typique d'un état médiumnique ? D'autant plus que ses histoires sont subtilement orientées vers les thèmes de l'au-delà, que ce soit bien sûr « *La vie interdite* » ou encore plus récemment « *La maison des lumières* ». Bernard Werber, auteur bien connu de romans fantastiques, fit à peu près la même confidence au cours d'une émission TV à laquelle nous étions conviés. « Quand j'écris, j'avoue que je suis dans un état second, presque dans une autre dimension » dit-il en souriant, et quand je lui fis remarquer que ses créations étaient probablement secondaires à un état médiumnique, cela le fit beaucoup rire. Oui, totalement inspirés les livres de Bernard Werber, en particulier « *Les Thanatonautes* » où il est question d'explorer les mystères de la vie après la vie. Jules Vernes en son temps avait donné dans ses œuvres des informations pré cognitives pour le moins surprenantes.

Mais il est possible d'aller plus loin dans ce raisonnement en supposant que le cerveau possède également une fonction d'émetteur de conscience. Dans ce cas de figure, l'amas complexe de cellules qui habite nos boîtes crâniennes serait capable d'envoyer des messages à l'univers sous forme de demandes, de prières, ou à d'autres cerveaux par des processus télépathiques.

Pour être tout à fait complet sur ce phénomène de *channeling*, il faut préciser que certains médiums disent être incorporés par l'esprit d'un défunt et, dans ce cas, c'est l'ensemble de la personnalité du sujet qui est modifié : l'aspect physique, les tics, les mimiques, et la voix sont ceux de celui ou de celle qui est censé l'habiter. On pourra ici parler d'un véritable « échange de consciences », la conscience du défunt venant alors remplacer pour une courte période celle du médium.

Enfin, il faut aussi souligner que, dans des conditions bien particulières, les informations venant de l'au-delà pourraient être captées par autre chose que de la matière cérébrale. Les récepteurs de consciences étant alors des instruments capables de relayer ou d'enregistrer divers courants d'énergies vibratoires, c'est ce que l'on appelle la transcommunication instrumentale ou TCI par opposition à la transcommunication mentale (cérébrale) ou TCM. Il existe actuellement bon nombre de chercheurs ayant obtenu des résultats surprenants en TCI avec des voix de disparus enregistrées sur les ondes hertziennes de postes de radio, ou sur d'autres supports phoniques comme par exemple un bruit d'eau qui coule ou encore un frottement de papier froissé. Dans le même ordre d'idées, on a pu observer sur des écrans vidéo d'ordinateurs ou sur des postes de télévision des images de défunts époustouflantes de netteté.

L'instrument employé en TCI peut être un simple stylo. Dans ce cas on parle d'écriture automatique car la main du médium est guidée ; elle bouge toute seule pour délivrer un message, à la différence de l'écriture inspirée où la personne qui est en connexion avec l'au-delà a bien conscience de ce qu'elle écrit.

V. O. a eu la gentillesse de me faire parvenir une troublante expérience d'écriture automatique :

Mon grand-père est décédé l'année dernière d'un cancer et depuis sa mort je m'interroge continuellement sur l'existence de l'au-delà. Je lui rends souvent visite pour entretenir sa tombe. Il y a quelques jours, ma sœur qui habite à cinq cents kilomètres de chez moi, s'est sentie poussée à prendre un des crayons de mon grand père. Sans savoir pourquoi elle a saisi le crayon entre deux doigts et l'a placé à la verticale d'une feuille de papier. Elle a alors constaté stupéfaite que le crayon se déplaçait tout seul pour former des lettres puis des phrases très cohérentes sur notre famille et sur la mort. Abasourdie par le phénomène, elle m'a envoyé des photos de ce qui était écrit. J'ai été tout de suite frappée par cette écriture dont le graphisme correspondait à celui des lettres que m'avait envoyées mon grand-père avant son décès. La ressemblance était plus que troublante… J'ai néanmoins un esprit scientifique avéré et, ayant du mal à croire en ces choses-là, j'ai demandé à ma sœur qu'elle recommence l'expérience en demandant à mon grand père de préciser un détail que j'ai l'habitude de faire quand je vais lui rendre visite au cimetière. Ce petit rituel n'étant connu que de moi-même, le défi était extrêmement difficile à relever ! Et voici ce que ma sœur a transcrit : « Il me tape sur le caveau en me disant salut grand-père et il sort l'eau laver la tête ». Or il se trouve qu'à chacune de mes visites solitaires, la première chose que je fais est de taper trois coups à l'aide d'un caillou sur sa tombe en lui disant très exactement « salut grand-père » puis je prends une bouteille d'eau et je la répands sur le sommet du caveau à l'emplacement de sa tête ! Il y a eu d'autres révélations plus que troublantes. Par exemple ma sœur m'a retranscrit les paroles exactes et très personnelles que j'avais prononcées au creux de l'oreille de mon grand-père cinq minutes avant sa mort dans sa chambre d'hôpital, alors que j'étais seul avec lui et que personne d'autre que lui ne pouvait m'entendre. Inutile de vous dire que cette expérience a bouleversé ma vie.

Au total, comme nous venons de le voir, on peut dès à présent rester un scientifique rationaliste et prétendre que, compte tenu des données actuelles, notre cerveau se comporte en fait comme un « émetteur-récepteur de consciences », que ces « consciences émergentes » sont également perceptibles par certains moyens instrumentaux et que cette thèse restera valable jusqu'à ce qu'un événement nouveau vienne la contredire.

CHAPITRE 27
Une conscience « holographique »

Si on considère que le cerveau composé de 100 milliards de neurones et de dizaines de milliers de connexions n'est qu'un récepteur de conscience, il faut alors admettre que celle-ci puisse exister à l'extérieur de nous-mêmes. Quelques chercheurs, comme Mario Beauregard ou Pim Van Lommel, évoquent d'ores et déjà cette possibilité en employant le terme révolutionnaire de « conscience délocalisée ».

Cette conscience extracorporelle s'exprimerait alors en se projetant sur un support cérébral à la manière d'une image holographique. Nous savons qu'une image holographique peut se lire dans son intégralité et dans les moindres détails sur une surface réfléchissante, quelle que soit la taille de celle-ci. De la même façon, une conscience extracorporelle dite « holographique » s'exprimerait de la même façon quel que soit le volume de cerveau disponible. Cette thèse est étayée par l'observation de certains phénomènes médicaux.

Les expériences de morts provisoires

Elles démontrent de façon formelle que le « filtre cérébral » n'est absolument pas indispensable pour percevoir notre environnement et avoir une conscience. De nombreux témoignages documentés attestent la persistance d'une conscience résiduelle à l'arrêt du fonctionnement cérébral. J'ai écrit « filtre cérébral » car il semblerait – comble du paradoxe pour un esprit matérialiste – que les informations soient mieux perçues lorsque le cerveau est éteint ; « vision » à 360° et même au-delà, à travers la matière, et à distance du corps. On se rend bien compte en écoutant attentivement tous ces récits que les mots manquent tellement l'expérience est indicible. Comment traduire par exemple en langage terrestre « une vision au-delà de 360° » ? Comment est-il possible de voir sans activité cérébrale décelable et avec les yeux fermés ? (Pour ne pas entraîner de lésions oculaires, les paupières des comateux profonds et des sujets anesthésiés sont abaissées et fixées avec du sparadrap rendant de ce fait toute activité rétinienne impossible). Même les aveugles de naissance peuvent voir au moment de la fameuse expérience !

Dans une étude américaine très rigoureuse traduite en Français par Evelyn Elsaesser-Valarino, intitulée *Mindsight* (William James, Center for Consciousness Studies – Institute of Transpersonal Psychology, Palto Alto CA, 1999) qui reprend de façon plus académique ce qui avait été exposé un an plus tôt dans l'ouvrage *Lessons from the Light* (Perseus Books, Reading, Mass. USA, 1998, chapitre 3), Kenneth Ring, professeur emeritus de psychologie de l'université du Connecticut et Sharon Cooper, docteur en psychologie de l'université de New York, se sont penchés sur les cas de sujets aveugles qui avaient vécu des expériences de sortie de corps. Parmi ceux-ci, il est rapporté le cas de Vicki, aveugle de naissance. Née prématurément à 22 semaines de grossesse, Vicki a ses deux nerfs optiques entièrement brûlés par un débit d'oxygène trop important administré au moment où elle est en couveuse. Elle n'a de sa vie aucune idée de ce que peuvent être une quelconque image, une silhouette, une couleur, une ombre ; elle ne distingue aucune lueur et a bien du mal à concevoir ce qu'est la notion de lumière. Pour elle c'est le noir total. Pourtant, sa cécité complète disparaît totalement au moment d'un accident de la route où elle est grièvement blessée. Elle décrit parfaitement son expérience quand elle se retrouve au plafond de la salle d'opération :

Je savais que c'était moi. À l'époque, j'étais assez maigre. J'étais très grande et maigre. Au début, je voyais simplement qu'il y avait un corps étendu là-bas, mais je n'avais pas encore réalisé que c'était le mien. En même temps je me rendais compte que je me trouvais au plafond et je me suis dit : « Tiens, c'est curieux. Qu'est-ce que je fais ici ? Eh bien, ça doit être moi. Est-ce que je suis morte ? » Puis j'ai aperçu ce corps là-bas et... j'ai compris que c'était le mien, parce que je n'étais pas dans mon corps, donc ça devait être le mien...

Indépendance des performances intellectuelles et du volume cérébral

Si les capacités cognitives, la mémoire, l'intelligence, la conscience étaient directement dépendantes de la matière cérébrale, on pourrait admettre en toute logique que les performances intellectuelles soient proportionnelles à la quantité de neurones contenues dans notre boîte crânienne. Or, il n'en est rien. Les plus musclés sont les plus forts mais les plus « *neuronés* » ne sont pas les plus intelligents ! Contrairement à ce que l'on pourrait croire, le volume cérébral de certains génies n'a rien d'exceptionnel.

L'étude du cerveau d'Einstein conservé après sa mort et retrouvé par hasard plusieurs dizaines d'années plus tard a montré que son poids n'était pas particulièrement élevé. Bien au contraire. Il ne pesait que 1 230 grammes. Comparé à la moyenne de 1 400 grammes des cerveaux du groupe témoin, c'est plutôt modeste.

L'hydrocéphalie est une maladie qui entraîne un excès de liquide céphalorachidien (LCR) par une anomalie de sa production ou par un défaut de sa circulation. Ce surplus liquidien se fait aux dépens de la substance neuronale et pour les formes les plus sévères, le LCR peut occuper 95 % du volume intracrânien. Dans ces cas extrêmes, on a pu constater avec étonnement que la moitié des patients concernés avaient un QI supérieur à la moyenne. Dans le même ordre d'idée, John Lorber, un neurologue britannique professeur de pédiatrie à l'université de Sheffield, a observé en 1980 le cas d'un étudiant en mathématiques qui avait un QI à 126 et chez lequel un examen de routine avait détecté une importante hydrocéphalie confirmée au scanner. À la grande surprise des médecins, son cortex cérébral se réduisait à une simple lame d'un millimètre d'épaisseur !

Conscience et mémoire intactes dans les pathologies cérébrales restrictives

Lorsqu'une partie du volume cérébral est amputé par un processus tumoral, anévrismal (gonflement anormal d'un vaisseau sanguin) ou par un accident vasculaire cérébral (AVC) – que celui-ci soit ischémique (obstruction artérielle) ou hémorragique (rupture d'un vaisseau) –, très rapidement, les neurones concernés par ces différents types de lésions ne fonctionnent plus et sont irrémédiablement détruits, le point commun de ces étiologies étant une pathologie cérébrale restrictive. Ainsi, si cette amputation d'activité se situe sur le cortex occipital, on observera des troubles de la vision. S'il s'agit du cortex moteur, on obtiendra différents types de paralysies en fonction de l'étendue et de la localisation de la lésion. En revanche, dans la grande majorité des cas, la conscience, la mémoire et la cognition resteront intactes. Ceci plaide donc en faveur de l'existence d'une conscience délocalisée venant se projeter dans son intégralité sur la partie saine restante du récepteur cérébral à la manière d'une image holographique.

Conscience et mémoire altérées dans les pathologies cérébrales dégénératives

Il arrive fréquemment que le cerveau soit atteint dans sa globalité par une pathologie dégénérative secondaire au vieillissement cellulaire ou à la maladie d'Alzheimer. Nous savons que, dans ces cas précis, la conscience, la mémoire et la cognition sont fortement altérées. Tout se passe en fait comme si la conscience ne trouvait plus de support sain pour pouvoir se projeter. Le récepteur est cassé mais le programme se poursuit, à la manière d'un poste de télévision éteint qui ne peut plus recevoir une émission qui continue néanmoins à exister. Il faut en fait considérer le patient souffrant d'une maladie d'Alzheimer comme un comateux ; l'esprit est encore dans son enveloppe corporelle mais une autre partie de celui-ci est déjà ailleurs. Et quand, au moment de la mort, la conscience se trouve totalement libérée pour rejoindre la lumière, elle reprend sa pleine autonomie.

Les contacts médiumniques nous le confirment; il n'y a pas de comateux ou de malades Alzheimer dans l'au-delà. À ce sujet, je me souviens d'une séance de médiumnité de Michèle Riffard qui s'est déroulée à Lyon. Le médium s'adressa à une femme dans l'assemblée pour lui décrire une entité qui se trouvait à ses côtés et elle le fit avec une telle précision que la personne interpellée s'en trouva bouleversée et éclata en sanglots. Il s'agissait bien du mari défunt de la dame qui venait donner un « signe de survivance » à l'amour de sa vie. Étant donné tous les détails énoncés par Michèle Riffard, il aurait fallu vraiment être terriblement borné pour en douter, surtout au moment où celle-ci annonça que le mari décédé s'excusait d'avoir donné à sa femme autant de soucis vers la fin de sa vie.

– Je t'en ai fais voir avant de partir mais faut pas m'en vouloir tu sais. T'inquiète pas je suis bien ici. Merci. Merci beaucoup. Tu t'es bien occupé de moi. C'était difficile pour toi, j'avais plus toute ma tête mais j'y pouvais rien tu sais. Il vous dit ça Madame. Il vous remercie. Il vous embrasse avec tout son amour et il vous envoie un bouquet de roses blanches, déclara Michèle.

– Oh oui, ce sont mes fleurs préférées et il m'en offrait à chaque anniversaire.

– Il me dit qu'il avait un problème à la tête et qu'il est mort de ça mais que maintenant il va très bien. Il avait un problème à la tête, Madame ?

– Oui, il avait la maladie d'Alzheimer…

– Merci Madame, répondit avec émotion Michèle Riffart.

Celles et ceux qui ont connu une expérience de mort provisoire ont pu rencontrer des parents ou des amis décédés lors de leur brève incursion dans l'au-delà. Ces témoignages soulignent à leur tour que les handicaps et les maladies ont entièrement disparu après la mort terrestre. Retrouvons le récit de Vicki, la petite aveugle de naissance que nous avions laissée en état de décorporation au-dessus de son propre corps dans une salle d'opération. Après être passée dans un tunnel, elle rejoignit ensuite une lumière d'amour et rencontra trois personnes connues et décédées : sa grand-mère morte deux ans plus tôt ainsi que Diane et Debby, deux camarades de classe qui en plus d'être aveugles, souffraient de leur vivant d'un lourd handicap mental. Vicki raconte que lors de cette visite dans l'au-delà, Diane et Debby étaient belles et rayonnantes, en parfaite santé et pleines de vitalité.

Les greffes d'organes

Certains prétendent que la personnalité du receveur peut être influencée par l'organe greffé. Il est sûr qu'un patient qui bénéficie d'une telle prouesse technique a de bonnes raisons de changer de comportement, ne serait-ce que par son simple statut de malade devant être traité toute sa vie pour éviter le rejet de la greffe. Mais au-delà de cette contrainte médicale, il a été décrit dans la littérature des cas de patients qui se mettaient à ressembler à leur donneur. Il faut savoir qu'en France, sauf cas exceptionnel discuté en comité d'éthique, les dons d'organes sont anonymes et gratuits. Il est donc très rare de pouvoir connaître la personnalité du donneur. Quoi qu'il en soit, il ne peut s'agir que d'une transmission d'énergie vibratoire et non pas d'un transfert de conscience. Quelques sujets sont en effet capables de percevoir le passé d'un objet ou d'une habitation par simple contact. De nombreux médiums ont pu démontrer cela en manipulant des outils ayant appartenus à des personnalités connues ou en palpant des murs ayant un passé particulièrement chargé d'histoire. Si cela est possible pour la matière, on peut raisonnablement penser que le phénomène soit exacerbé pour l'organique. Ainsi, le passé vibratoire d'un organe greffé serait ressenti par des receveurs sensibles à ce genre d'informations énergétiques. Rien de plus.

Il y a quelques décennies, une bonne partie de l'humanité pensait que l'âme était située dans le cœur. Tant et si bien qu'au moment des premières greffes de cet organe hautement symbolique, beaucoup craignaient que le sujet receveur ne soit plus le même qu'avant. Il existe aujourd'hui la même croyance au niveau du cerveau. Non, le cerveau n'est pas une glande qui sécrète de la conscience. La preuve sera définitivement faite le jour où on parviendra à greffer des cerveaux. Oui, ne souriez pas, ce moment arrivera. Il faut bien admettre avec humilité que la médecine a encore beaucoup de choses à apprendre. L'humanité n'a que trois ans d'existence sur l'échelle du temps des espèces terrestres, et à peine quelques fractions de seconde sur celle de l'Univers cosmique. Nous ne sommes même pas encore rentrés à l'école maternelle ! Notre ignorance est colossale ! N'en déplaise aux matérialistes, si ce que j'avance est exact, on s'apercevra ce jour-là avec stupeur que le sujet greffé aura la même conscience qu'auparavant ; il n'aura ni la personnalité, ni la mémoire de celui qui a donné son cerveau ! Il sera toujours le même !!!

°°°

Alors me direz-vous, si notre conscience est à la fois en dehors et à l'intérieur de nous-mêmes, au moment où nous existons ici et maintenant dans notre petit véhicule matériel fait d'os, de chair (et accessoirement de matière cérébrale), où sommes-nous vraiment ? Où est la réalité ? Sommes-nous plus « réel » lorsque notre esprit, notre conscience, se dégage du corps au moment de la mort, ou bien tout au long des quelques décennies de notre existence terrestre ? Pour certains chercheurs adeptes de physique quantique, comme a pu l'être le physicien américain David Joseph Bohm, l'ensemble de l'univers serait une représentation holographique d'un Tout s'exprimant soit sous forme de particule, soit sous forme d'onde, l'information globale étant transmise à chaque particule ou à chaque onde intégrant cette notion du Tout. Ainsi, chaque conscience individuelle ferait partie de ce Tout et serait ce Tout. Nous ferions partie de ce Tout et nous serions ce Tout. Chacun d'entre-nous ; vous, moi et chaque particule, chaque onde de cet univers relié lui-même à une infinité d'univers... Voilà de quoi donner le vertige ! Dans son livre *La Science à l'épreuve du paranormal,* Sylvie Simon nous rappelle le monde des archétypes de C.G. Jung par le biais de la physique quantique : *Notre univers serait donc le reflet holographique d'un «hyperspace» environnant qui pourrait, à son tour, refléter un autre univers encore plus vaste, un peu comme sont imbriquées les poupées russes. Les particules qui paraissent séparées seraient reliées, à travers un passé commun, au niveau de l'ordre impliqué qui contiendrait tout ce qui est fondamental et universel.(...) Pour Bohm, le fait de diviser l'univers en choses vivantes et non vivantes est ridicule. La matière animée et inanimée est inséparablement intriquée, et la vie elle-même est solidaire de la totalité de l'univers.(...) Chaque cellule de notre corps contient le cosmos entier, comme chaque goutte d'eau ou chaque grain de poussière* (SIMON S., *La Science à l'épreuve du paranormal,* Alphée, 2010, pp. 219-221).

CHAPITRE 28
Nous sommes tous mediums

En considérant l'hypothèse d'un cerveau émetteur-récepteur de consciences, nous pouvons supposer que chacun de nous possède un potentiel de facultés médiumniques et télépathiques. Simplement, comme n'importe quelle capacité humaine, il existe au sein des multiples populations qui habitent notre planète des inégalités flagrantes ; certains naissent surdoués tandis que d'autres sont capables, à force de travail et de volonté, de tirer le meilleur parti du peu de ce que la nature leur a offert.

Le caractère intuitif se trouve plus facilement chez les personnes sensitives et sensibles aux influences extérieures. Ah, l'intuition féminine ! Personne ne saurait aujourd'hui la contester tant les exemples décrits sont nombreux. Personne ne saurait non plus mettre en doute la réalité de l'instinct maternel qui relie par télépathie une mère à son enfant lorsque celui-ci est en danger. Il y a beaucoup de médiums chez les femmes tandis que leurs homologues masculins ont souvent une féminité exacerbée. En ce qui me concerne, je n'ai encore jamais rencontré de médiums hirsutes qui draguent les filles en exhibant leurs biscotos velus aux guidons de leurs Harley Davidson ! Le fameux côté « récepteur » freudien de la personnalité féminine ne s'exprimerait donc pas qu'au niveau de la sexualité mais serait aussi bien présent dans le fonctionnement cérébral.

Toutefois, pour avoir interrogé beaucoup de médiums sur la manière dont ils établissent le contact avec l'au-delà, je peux dire qu'il semblerait que la fonction « récepteur » de leurs cerveaux soit tout aussi bien développée dans l'autre sens, c'est-à-dire dans le rôle d'« émetteur » de consciences. En effet, ils exercent, pour leur grande majorité, une activité de prière et de recueillement très importante avant de commencer une séance, qui n'est autre qu'une communication entre deux, voire plusieurs émetteurs -récepteurs. Pour avoir la grâce d'obtenir des informations émanant d'une entité disparue, ils prennent pour habitude d'en faire toujours la demande auprès de leurs guides spirituels. L'autorisation est obtenue avec un rituel personnel qui leur permet de prier avec beaucoup d'humilité.

Mario Beauregard a montré que les carmélites abaissaient leur activité électrique cérébrale à des fréquences très faibles voisines de 4 hertz au moment de leurs prières ou de leurs états méditatifs. Dans ces zones de vigilance minimale qui sont voisines de celles de l'endormissement, le cerveau optimiserait sa fonction d'émetteur-récepteur de consciences en augmentant le seuil de perception environnemental. Bien que les yeux soient grand ouverts, la vision diminue. Cet état particulier d'activité cérébrale peut s'obtenir en fixant au repos absolu un objet précis pendant plusieurs minutes tout en chassant les idées parasites auxquelles nous avons l'habitude de nous accrocher ; il faut les ignorer, les laisser passer comme si elles étaient de simples petits nuages poussés par le vent au beau milieu d'un ciel d'azur. Faites en l'expérience. Au bout d'un certain temps, tout ce qui vous entoure deviendra flou puis presque inexistant et des informations pourront alors vous parvenir sans que vous sachiez ni ne compreniez d'où elles proviennent ni pourquoi elles vous sont destinées.

J'ai fait l'expérience de cet état méditatif le 19 juillet 2005 aux environs de 23 heures. Je prenais un bain avant d'aller me mettre au lit avec un bon livre. Ma tête basculée en arrière et mon cou reposaient sur une serviette éponge imbibée d'eau chaude. J'aime bien cette sensation de préhension tiède. Il faut sacrifier une serviette mais, bon… comme disait ma grand-mère : on a rien sans rien ! Avec les jambes allongées et tous mes muscles relâchés, j'étais au niveau 11 de la relaxation sur une échelle allant de 0 à 10. J'avais pris pour cible un défaut d'un des carreaux de faïence qui était devant moi et qui dessinait une sorte de raquette de tennis se métamorphosant progressivement en visage de vieil indien. Le bruit de l'eau qui finissait de remplir la baignoire avait quelque chose d'hypnotisant et je me trouvais vraiment au bord de l'endormissement compte tenu du fait que le sioux cacochyme était à son tour sur le point de disparaître au beau milieu de la nébuleuse de vapeur chaude qui s'évaporait peu à peu. Et là, brusquement, dans cette douce léthargie, dans cette ambiance de hammam solitaire : le flash ! La vision terrible ! La scène s'imposa comme dans un mauvais film à fuir de toute urgence : une petite route la nuit et ma voiture me dépassant à toute allure… plusieurs tonneaux devant moi… mon fils Damien comme passager… impossible de distinguer le conducteur. L'horreur absolue ! Je sursautai pour émerger du cauchemar. Ce que je venais de voir me sembla tellement réel que je ne pus m'empêcher d'avertir mon épouse. En plus, ce soir-là, Damien avait emprunté ma voiture pour « aller faire un tour » comme il dit.

«Il ne faudrait pas que Damien décide de prêter la voiture à un copain et qu'ils aient ensemble un accident!!!» La phrase m'échappa et, étant donné l'anxiété chronique de la maman, je regrettai aussitôt de l'avoir prononcée.

Une demi-heure plus tard le téléphone sonna pour nous avertir que Damien avait prêté sa voiture à un copain et qu'ils avaient fait plusieurs tonneaux avant de dégringoler dans un fossé. Heureusement, les deux imprudents n'ont eu à se plaindre que de quelques hématomes, d'une flopée d'égratignures et surtout, oui surtout... d'une énorme frayeur. L'histoire qui aurait pu tourner au drame finit bien (sauf pour la voiture que l'on aurait pu confondre avec une des célèbres compressions de César).

Mais revenons un instant au moment de mon flash que l'on peut qualifier sans fausse pudeur de «médiumnique». En toute logique, des informations très précises me sont parvenues au cerveau à un moment où celui-ci devait avoir une activité électrique voisine de 4 hertz puisque j'étais sur le point de tomber dans les bras de Morphée. L'aire visuelle occipitale a été sollicitée pour reproduire une scène que je n'avais jamais vue et que je n'avais aucune raison d'inventer ou de reconstituer dans mon inconscient puisque Damien était parti seul avec ma voiture pour aller faire un petit tour. Alors pourquoi avoir visualisé un accident, des tonneaux, mon fils passager avec à ses côtés un conducteur inconnu? La probabilité pour obtenir autant de coïncidences simultanées est extrêmement faible. Mon aire occipitale a donc bien été stimulée par un champ d'informations qui s'est avéré rigoureusement exact. La grande interrogation est de savoir quel est l'émetteur; le cerveau de mon fils qui, prit par le feu de l'action, m'aurait envoyé des signaux de détresses télépathiques, ou une autre source encore plus mystérieuse? La question reste sans réponse. Il existe dans la littérature bon nombre d'exemples de maman alertées à distance par la détresse de leurs enfants et ce serait enfoncer une porte ouverte que de vouloir démontrer l'existence de ce que l'on appelle depuis toujours « l'instinct maternel ».

Oui, nous sommes tous médiums. Avec un peu de bonne volonté et de travail nous pouvons tous accéder à cette fabuleuse source d'informations. Faites-moi plaisir, dès la fin de ce chapitre, fermez ce livre, prenez le temps d'essayer le petit exercice que je vous ai proposé et, si vous obtenez des résultats, écrivez-moi pour me raconter votre expérience.

CHAPITRE 29
Conseils médicaux pour exercer la médiumnité

Céline Bosson Sommer est un médium d'une trentaine d'années qui a déjà une belle notoriété, une réputation bien méritée en raison de la qualité et du sérieux de son travail. Ses interrogations devant son don de canal pour l'au-delà furent l'objet d'un film documentaire intitulé « *Entre les mondes : la médiumnité* » diffusé en première partie de soirée sur RTS, une des chaînes de télévision les plus regardées en Suisse. La jeune femme sert de fil conducteur à ce reportage qui expose de façon originale le phénomène médiumnique. Céline est tout d'abord montrée en séance avec des personnes venant la consulter chez elle. Une autre partie du tournage se déroulant à Londres au Collège Arthur Findlay qui est une école bien spéciale puisque l'enseignement porte essentiellement sur la médiumnité. Eh oui, vous avez bien lu : la médiumnité ! Pourtant, rien à voir avec Harry Potter. Ce Collège fondé en 1964 et administré par l'Union est destiné à promouvoir la science psychique et propose des moyens sans égal dans le monde du mouvement spiritualiste. Dans un milieu résidentiel pourvu d'un musée, d'une immense bibliothèque, d'un superbe parc agrémenté d'un lac, les étudiants bénéficient de cours et de conférences faits par des spécialistes de renommée mondiale pour étudier la philosophie spiritualiste, la pratique religieuse, la guérison spirituelle, le développement psychique et la médiumnité. Les élèves sont cosmopolites et les différentes prestations des enseignants sont traduites dans la langue appropriée.

Après la Suisse et l'Angleterre, la médium est filmée en France et plus précisément à Toulouse. À cette occasion, Céline me demanda devant l'objectif de la caméra helvétique quelles étaient les précautions médicales à prendre pour exercer la médiumnité compte tenu de la symptomatologie très particulière qu'elle présente à l'issue de chacune de ses séances. J'ai trouvé sa question très pertinente. Pertinente et originale car à ma connaissance ce sujet n'avait jamais été traité dans la littérature et aucun médecin ne s'était encore risqué à cet exercice périlleux. Jugeant ma réponse télévisée plutôt insuffisante, je me suis mis au travail pour rédiger les quelques recommandations de base présentées dans ce chapitre.

Un récepteur dévoreur de sucre

Céline me fit part des signes cliniques qu'elle ressent lors des états médiumniques et de ses craintes de devenir comme beaucoup de ses « collègues de travail » pratiquant la même activité : obèse, diabétique et arthrosique. Elle me précisa qu'en fin de prestation elle ressent presque toujours une grande fatigue associée à un froid intense qui la fait frissonner. Elle doit faire face ensuite à des tremblements incoercibles et a une envie furieuse de manger du sucre. Son épuisement physique est accompagné d'une impossibilité de se relaxer ou de dormir puisqu'elle doit attendre au moins une paire d'heures avant de pouvoir trouver le sommeil. Ayant déjà fréquenté bon nombre de médiums, je sais que les ressentis de Céline n'ont rien d'exceptionnels. Alors, c'est grave docteur ?

En fait, tous les signes évoqués par la jeune femme sont ceux de l'hypoglycémie : fatigue intense, sensation de froid, tremblements ou encore envie d'ingérer du sucre. Or, étant donné que l'activité musculaire d'un médium en séance est plutôt modeste, cette carence en sucre ne peut venir que d'un seul organe : le cerveau. Cet amas de neurones qui ne représente que 2 % de notre poids est réputé pour être le plus gros consommateur de glucose du corps humain ; 60 % du sucre de l'organisme lui sont destinés, soit bien plus que pour l'ensemble de tous nos muscles en pleine activité ! Ce particularisme clinique renforce l'idée que l'encéphale d'un médium consomme beaucoup d'énergie lors d'une séance. Le récepteur cérébral qui est pourtant à un niveau d'activité électrique très modeste en période méditative doit donc tourner à plein régime au moment où les informations sont reçues sous forme de flashs visuels, de messages sonores, de sensations olfactives ou gustatives. Pour mémoire je rappelle ici que, d'après l'étude de Mario Beauregard, le cerveau des carmélites en connexion avec Dieu affichait des cycles thêta de seulement 4 à 7 hertz en régime de base tout en présentant toutefois de brefs pics d'activités sporadiques. Il en est tout autrement chez les Tibétains et les moines taoïstes qui ont été enregistrés à des fréquences supérieures à 30 hertz tout au long de leurs méditations. L'activité moyenne d'un cerveau d'une personne éveillée se situant entre 10 et 20 hertz ; on se rend compte que ces moments de méditations ou de prières correspondent à des fréquences électriques bien spécifiques. Richard Davidson qui est chercheur au Laboratoire de neuroscience de l'Université du Wisconsin a étudié les EEG des moines bouddhistes entraînés à méditer. Dans son protocole, les moines devaient se concentrer sur un empressement absolu à aider les autres et sur un désir de compassion pour que tous les êtres vivants soient libres de toute souffrance. Davidson a observé que dans ces conditions l'activité électrique du cerveau des méditants s'accélérait rapidement. En fait, le degré d'activité de leurs neurones cérébraux était si élevé qu'aucun autre scientifique n'avait rien vu de tel. Après être passé par une brève période d'ondes alpha lentes variant de 8 à 13 hertz, les moniteurs EEG affichaient des vagues soutenues dans des fréquences gamma, autrement dit des cycles extrêmement rapides de 25 à 70 hertz. La bande gamma correspond aux fréquences d'ondes cérébrales employées par le cerveau lorsqu'il entreprend un effort considérable, comme lorsque nous sommes profondément captivés par quelque chose ou que nous avons une inspiration subite. Autre résultat intéressant : les moines ayant la plus longue expérience de la méditation avaient les niveaux les plus élevés d'activité gamma (MCTAGGART L., *La Science de l'intention,* Ariane, 2008, pp. 117-122).

Nos neurones ont besoin en permanence de glucose et d'oxygène. Le problème est que si les réserves en oxygène du cerveau ne dépassent pas trois minutes, celles en glucose ne vont pas au-delà de dix minutes. En période d'effort intellectuel, la carence glucosée induit une faim sélective en sucre. Il faut davantage de glucose et d'oxygène pour faire face à l'accroissement de travail cérébral. J'ai vu beaucoup de médium bailler ou soupirer pendant les séances. Ces réflexes primitifs sont le plus souvent secondaires à un manque d'oxygène. On sait aussi qu'il existe un lien étroit entre le glucose, l'insuline et la sérotonine qui est un neurotransmetteur impliqué dans le contrôle de l'attention et de l'humeur.

Plus le cerveau travaille, plus il a besoin d'oxygène et de glucose. Ceci a été vérifié en augmentant la complexité et la durée d'un effort intellectuel. Par conséquent, si on part sur l'hypothèse que le cerveau est très actif au moment de la réception des messages, rien d'étonnant que nos médiums aient tant besoin de sucre.

Par contre, attention danger : le sucre peut induire une dépendance. Le 10 décembre 2008, le professeur de psychologie Bart Hoebel, qui travaille à l'université de Princeton, a présenté une étude au Collège Américain de Neuropsychologie de Nashville qui montre qu'ingérer une grande quantité de sucre peut agir sur le cerveau d'une façon similaire à l'usage des stupéfiants, comme la cocaïne ou l'héroïne, via les circuits classiques dopaminergiques de la récompense conduisant au *nucléus accumbens*, la fameuse zone cérébrale activée lors de chacun de nos petits plaisirs terrestres. Eh oui, on peut devenir « sucre-dépendant » et consommer de manière compulsive et inconsidérée pâtisseries, bonbons ou autres friandises à longueur de journée ! Et tout ceci dans le seul but de satisfaire notre *nucléus accumbens* ! On est vraiment peu de chose ! Sachant que le sucre non utilisé sera stocké dans l'organisme sous forme de graisse et que son ingestion excessive déclenchera un diabète par un épuisement de la production d'insuline pancréatique, rien d'étonnant que pas mal de nos médiums se retrouvent diabétiques ou en surcharge pondérale dès leur plus jeune âge. En considérant que l'obésité est la première cause de la dégradation des articulations (surtout au niveau des genoux), il est également logique de retrouver des arthrosiques dans cette population à risque.

Le cerveau a une autre spécificité : son activité intense ne peut pas s'arrêter brutalement. Une fibre musculaire est contractée ou relâchée ; active ou inactive, tandis que les cellules nerveuses sont incapables de stopper brutalement leur travail. Hormis dans les cas de coma dépassé ou de mort cérébrale, elles fonctionnent sans cesse. Ceci se traduit par une activité électrique plus ou moins soutenue, mais celle-ci n'est jamais nulle. Après une forte sollicitation intellectuelle, il nous est quasiment impossible de calmer nos petits neurones d'un simple claquement de doigt. L'épuisement cérébral se traduit par un repos compensateur qui n'est pas instantané. Il faut plusieurs dizaines de minutes, voire plusieurs heures avant que tout cela s'apaise. D'où la réflexion de Céline : « Je suis épuisée mais il me faut bien une paire d'heures avant de pouvoir m'endormir ».

La difficulté d'être médium

Un médium doit être considéré comme un sportif de haut niveau qui doit exercer son art avec un certain nombre de règles hygiéno-diététiques. Il se distingue du commun des mortels par un « cerveau récepteur » exceptionnellement développé et c'est précisément cette fonction qui doit être préservée et améliorée. Lorsque les informations arrivent, il faut que le médium les restitue dans leurs plus simples expressions, telles qu'il les perçoit, sans aucune interprétation ou extrapolation personnelle, et c'est là toute la difficulté de son travail : restituer sans interpréter. Pour cela il faut savoir se dégager de toute tentation émotionnelle ; il ne s'agit pas de vouloir faire plaisir à celui ou celle qui attend un message ou forcer une médiumnité qui ne vient pas. Un soir, j'ai vu un médium qui a stoppé sa séance au bout de quelques minutes devant trois cents personnes qui s'étaient déplacées pour venir l'écouter. Personne n'a critiqué sa décision. C'était très honnête de sa part et cela a au contraire renforcé sa crédibilité. La médiumnité, ce n'est pas le France Télécom de l'au-delà comme le dit souvent avec humour Jean-Marie Legall. Il arrive aussi qu'une prédiction faite par un médium ne se réalise pas et que l'information reçue sur l'avenir s'avère inexacte. Cela ne veut pas dire pour autant que le médium soit mauvais. Si on considère que les informations émanent du même univers que celui traversé par les personnes qui ont vécu une expérience de mort provisoire – c'est-à-dire un univers où le temps ne s'écoule plus de façon linéaire –, on peut concevoir que le médium ait accès à un ensemble de futurs potentiels qui ne seront pas nécessairement réalisés dans notre dimension. De plus, le seul fait de révéler ce futur potentiel au principal intéressé pourra fortement influencer son avenir. N'oublions pas que la physique quantique nous indique que le seul fait d'observer un phénomène, c'est-à-dire de révéler son existence, modifie la réalité du dit phénomène.

Un bon médium doit être psychiquement très équilibré. Il doit faire face aux informations qu'il reçoit d'une dimension invisible en les distinguant de ce qui nous est habituellement perceptible. Il doit savoir affronter et dominer les peurs, les angoisses, les chagrins et parfois les névroses de celles et ceux qui viennent le consulter tout en résistant aux mépris et aux moqueries des nombreux ignorants qui nous entourent. La tâche est loin d'être facile et certains médiums épuisés par tant d'agressions ont sombré dans la maladie après seulement quelques années d'exercice.

Les conseils d'un médecin

Compte tenu de ce que nous venons de voir, un certain nombre de recommandations médicales s'imposent.

L'alimentation

Elle doit s'orienter sur les performances cérébrales en luttant contre les excès de sucre qui induisent des états diabétiques et l'obésité. Il faudra donc éviter les sucres dits « rapides » apportés par les pâtisseries, bonbons, desserts glacés et autres friandises. Éviter n'est pas synonyme de supprimer car il faut aussi savoir se faire des petits plaisirs pour ne pas sombrer dans une austérité déprimante. Attention cependant aux apports indirects. La personne qui fait fondre deux morceaux de sucre dans sa tasse et qui prend six cafés par jour ingère beaucoup trop de sucre. Le cerveau d'un médium étant un gros consommateur de glucose, pour ne pas ressentir les malaises hypoglycémiques en cours de séance, il est préférable d'ingérer des sucres « lents » avant chaque prestation. Ceux-ci ont la particularité de restaurer progressivement une glycémie défaillante. Les pâtes alimentaires, le maïs, le blé ou le riz remplissent parfaitement cette mission. L'apport pourra aussi se faire avec des fruits types agrumes qui ont l'avantage d'apporter la vitamine C indispensable au bon fonctionnement cérébral.

Le sucre contenu dans le chocolat mérite une attention spéciale. L'Association Américaine pour l'Avancement des Sciences (AAAS) suggère que le chocolat dope le cerveau. Cela fait plus de deux cents ans que la médecine traditionnelle Amérindienne utilise le chocolat, ou plus exactement le cacao issu de la torréfaction et du broyage de l'amande des fèves de cacao fermentées produites par le cacaoyer, pour stimuler les performances cérébrales. Les *flavonoïdes* du chocolat noir ont également la propriété d'améliorer la vascularisation cérébrale. Plus récemment, en mai 2010, le professeur Sylvain Doré de l'université de médecine Johns Hopkins présente une étude qui montre que l'*épicatéchine* du chocolat noir protège les cellules nerveuses contre les dommages des accidents vasculaires cérébraux. Le chocolat noir qui contient 70 % de cacao est donc à ce titre bien plus performant que le chocolat au lait ou que le chocolat blanc.

Le cerveau se nourrit d'acide gras. Les poissons gras comme le saumon, la sardine, le maquereau ou le hareng, les huiles végétales crues contiennent la précieuse denrée. Les fruits secs, les raisins, les noisettes, les amandes, les figues, les abricots apportent de la vitamine B et des acides gras et cette vitamine est également consommée par nos cellules cérébrales.

Une hydratation suffisante est indispensable au bon fonctionnement cérébral. En dehors de tout effort physique, un adulte doit absorber au minimum 1,5 à 2 litres d'eau par jour pour rester en pleine possession de ses capacités intellectuelles.

L'activité physique

Une activité physique régulière même modérée permettra de réduire les risques d'obésité. Préférer les sports d'endurance, marche, natation, cyclisme, aux exercices plus violents comme le tennis ou le squash qui entraînent de trop grosses variations glycémiques. Les sports de plein air sont préférables aux sports en salle car l'exercice physique en anaérobie (en restriction d'apport d'oxygène) favorise une accumulation d'acide lactique préjudiciable au bon fonctionnement cérébral.

Pratiques à éviter

Il existe de « faux amis » pour nos capacités cérébrales ; ce sont ceux qui donnent l'illusion d'une amélioration temporaire des performances intellectuelles et qui après une sorte de « coup de fouet » fugace laissent le sujet dans un état de fatigue accru. Mis à part les drogues comme les amphétamines ou les médicaments à action psychostimulante comme peuvent l'être les antidépresseurs, les extraits thyroïdiens ou les corticoïdes, l'alcool, le café et le tabac induisent une excitation neuronale momentanée en favorisant la fatigabilité neuronale.

Le repos

Il est indispensable et doit être respecté. Le sommeil est vital. On sait que des animaux privés de sommeil meurent en quelques jours. Le cerveau a d'autant plus besoin de sommeil s'il est intensément sollicité en période d'éveil. Il existe toutefois de grosses variétés individuelles en ce qui concerne sa durée ; les gros dormeurs ne seront satisfaits qu'après 8 à 10 heures de sommeil par nuit alors que les petits dormeurs se contenteront de 4 à 5 heures. Il faut savoir respecter cela. Il est tout à fait inutile et même préjudiciable de prendre des somnifères si on est un petit dormeur et de vouloir réduire coûte que coûte ses nuits de sommeil si on est un gros dormeur. Les périodes de micro-sommeil sont très profitables. Il a été prouvé que le fait de s'assoupir cinq petites minutes après un repas ou pendant un voyage permet de récupérer plus vite d'une grosse fatigue.

Le sommeil n'est pas l'unique façon de mettre son cerveau au repos. Ne pas être soumis à des stimulations extérieures est une forme de repos. Mais, contrairement à ce que l'on pouvait penser, de récentes recherches neuroscientifiques ont montré que l'inactivité intellectuelle ne laisse pas notre cerveau sans travail ; durant ces périodes, une activité persiste et est même renforcée dans certains territoires cérébraux. Et qui plus est, cette activité atypique rendrait notre cerveau plus performant ! Rêvasser rendrait plus intelligent ! Étonnant non ? Une étude publiée le 27 mars 2009 dans le PNAS (Proceedings of the National Academy of Sciences of the United States of America) montre que la rêverie stimule le cerveau. Des chercheurs canadiens ont en effet observé que le fait de rêvasser ne ralentit pas le cerveau mais permet au contraire de résoudre des problèmes complexes. Et le Dr Kalina Christoff, directrice du laboratoire de sciences neurologiques de l'université British Columbia de Vancouver, qui a dirigé ces recherches de conclure : « Quand le cerveau n'est pas stimulé par une demande extérieure, il travaille souvent avec une grande rigueur ». Selon elle, le fait que certaines régions du cerveau s'activent encore plus quand le sujet n'est pas concentré sur une tache précise est l'une des plus grandes découvertes neuroscientifiques de cette dernière décennie. La partie cérébrale en question identifiée par imagerie en IRMf est le cortex préfrontal moyen qui est situé en avant du lobe frontal.

Que faire en pratique ?

Avant la séance

Certaines règles sont à respecter pour tirer le meilleur profit de sa médiumnité. Il faut bannir l'ingestion d'alcool, de café, de thé ou de tout autre psychostimulant dans les heures qui précèdent. Faire un repas léger en privilégiant les sucres lents et les acides gras ; par exemple un plat de riz ou de pâte accompagné de saumon convient parfaitement. Terminer par un fruit pour l'apport de vitamine C et une barre de chocolat noir pour les *flavonoïdes*. Boire deux à trois verres d'eau. Amener progressivement son cerveau dans la zone d'activité thêta. Ceci nécessite un isolement d'une quinzaine de minutes loin du bruit et de la lumière pour se recueillir. La prière favorise la descente d'activité cérébrale dans la zone de 4 à 7 hertz favorable aux diverses réceptions.

Pendant la séance

Ne pas faire de séances trop longues. Dépasser une heure de médiumnité ne semble pas raisonnable quand on sait que les réserves cérébrales en glucose sont épuisées au bout de dix minutes. Avoir des fruits secs à grignoter en cas de sensation de fatigue brutale, de sueurs froides ou de tremblements qui sont les signes classiques des « coups de pompe » liés à l'hypoglycémie. Faire une pause toutes les dix à quinze minutes pour boire une gorgée d'eau et prendre une grande inspiration. N'oublions pas que le cerveau en pleine activité consomme principalement du sucre et de l'oxygène.

Après la séance

Comme le savent la plupart des médiums, inutile d'essayer de trouver le sommeil dans l'heure qui suit une séance. Une marche en plein air (si la météo le permet) d'une dizaine de minutes peut suffire à faire descendre doucement la tension nerveuse. La douche tiède est aussi un bon moyen. Massages relaxants pour les privilégiés. D'autres se détendront en fumant une cigarette ou en absorbant un alcool fort mais le médecin que je suis ne saurait encourager ce genre de pratiques délétères.

CHAPITRE 30
La médiumnité qui guérit

Comme je l'ai déjà précisé, il m'arrive assez souvent de prescrire une consultation médiumnique pour traiter des syndromes dépressifs liés au deuil. Les résultats sont parfois spectaculaires.

Martine Pesci par exemple. Cette sympathique restauratrice glissait doucement vers une profonde déprime depuis le décès de sa mère. La tristesse que l'on pouvait lire sur son visage faisait fuir les habitués de son joli petit restaurant spécialisé dans la dégustation du poulet grillé, si bien qu'à la douleur de son deuil s'ajoutait de graves problèmes financiers l'obligeant à envisager la vente à perte de son affaire.

Avec mon épouse nous avons pour habitude de fréquenter son établissement et, ce soir-là, alors que nous étions ses seuls clients, Martine vint s'asseoir à notre table pour nous confier tous ses malheurs. En tant que fidèle lectrice, je la savais ouverte au monde spirituel et elle accepta sans rechigner que je lui prenne un rendez-vous avec Jean-Marie Le Gall pour tenter d'améliorer sa situation. « Après tout, je n'ai plus rien à perdre ! » nous dit-elle d'un air contrit. Jean-Marie est magnétiseur, spirite et médium. Je connais sa probité et il a toute ma confiance.

Environ un mois plus tard, lorsque nous nous rendîmes de nouveau chez Martine, une bonne surprise nous attendait. Le restaurant était presque complet et nous eûmes bien du mal à trouver une petite table pour nous loger. La restauratrice était métamorphosée ; souriante, elle irradiait le bonheur. En nous amenant son délicieux poulet aux trois épices, elle nous confia que sa visite chez le médium lui avait sauvé la vie. Pressée par le temps, elle ne put nous en dire plus mais elle m'adressa plus tard le récit de sa visite. Avec son autorisation, je rapporte ici fidèlement l'intégralité de son texte :

Il est difficile de raconter ce que j'ai vécu le jour où je me suis rendue chez Monsieur Le Gall.

Je m'y suis rendue sans savoir si tout cela allait être efficace. Le voyage fut long et interminable car je me suis perdue. Lorsque je me suis enfin garée devant sa maison, Monsieur Le Gall était sorti devant sa porte pour m'accueillir. Immédiatement je fus saisie par son attitude. Son sourire et ses yeux dégageaient une douceur peu commune m'enrobant comme une écharpe. Je ne pensais plus à ma fatigue. Je me laissais guider jusque dans son bureau à la décoration très sobre. Aussitôt des bruits assez forts se firent entendre. Des bruits sourds et forts. Monsieur Le Gall semblait presque un peu gêné. Il me dit : « Je n'y suis pour rien, croyez-moi ! » Cet homme dégage une telle aura que j'étais comme une autre moi-même. Mon attention était totalement attirée par ses attitudes. Dès le début de l'entrevue, il se mit à me parler de maman qui venait de décéder. Il me donna des détails sur elle qui me laissèrent sans voix. Il me donna des conseils qui, me dit-il, venaient d'elle et je le crois aisément car lui qui ne connaissait pas du tout maman se mit à employer des mots à elle : des mots du sud-est et des mots châtiés que maman aimait et se flattait d'employer.

Tout à coup, il frappa doucement sur la table avec ses doigts et là je sus qu'il n'y avait plus de doute possible ; elle était là. Chaque fois que maman voulait me rassurer, elle faisait ce geste et pas un autre. Il me dit : « Cette personne qui me parle fait ce geste en même temps ». Comment expliquer cela à quelqu'un qui n'est pas là ? Il parlait avec douceur. Il voyait bien ma surprise et mon bonheur de comprendre qu'elle pouvait m'entendre.

Je ne suis pas influençable et je ne suis plus une enfant. Je peux affirmer tout ce que je viens de décrire. Je sais maintenant que quelque chose existe après la vie. Je ne remercierai jamais assez cet homme qui par son don a fait que je ne peux plus douter. Il n'a tiré aucun profit de cette entrevue puisqu'il n'a pas voulu que je le paye. Il a dû voir (et j'emploie ce mot après avoir réfléchi) que j'avais de gros soucis financiers. Beaucoup de monde emploie l'expression « Je suis comme Saint Thomas, je crois ce que je vois ». Eh bien moi j'ai vu et entendu ! Je ne peux plus douter.

Cet homme que je n'ai jamais revu et que je ne reverrai sans doute jamais plus a changé ma perception de la vie. Plutôt que de dénigrer ceux qui sont différents, je crois que l'on devrait écouter et essayer de comprendre que cette différence peut nous aider. Je remercie Monsieur Jean-Marie Le Gall pour sa sincérité et son altruisme.

Croire à l'existence d'une vie après la mort permet de rester en bonne santé ; ce témoignage en est une preuve supplémentaire.

CHAPITRE 31
La médiumnité qui soulage

M.L. et son épouse C. forment un couple uni par le plus fort des ciments puisque celui-ci a résisté à l'une des plus terribles des tempêtes pouvant survenir dans une vie humaine : la perte d'un enfant de vingt-deux ans tué brutalement dans un accident de moto.

Aujourd'hui M. et C. sont persuadés de l'existence d'une survivance après la mort et c'est précisément cette certitude absolue qui leur permet de vivre « presque » normalement en ayant abandonné leurs traitements psychotropes et leur projet suicidaire. Dire que la médiumnité les a soulagés serait un euphémisme ; elle a en fait été pour eux la plus puissante des thérapies en leur empêchant de commettre l'irréparable.

Dans un émouvant courrier, C. raconte son expérience :

Quand j'ai vu mon mari se plier en deux devant les gendarmes comme s'il venait de recevoir une balle en plein cœur, j'ai tout de suite compris que notre fils Jean venait de se tuer en moto. Dehors, il faisait déjà jour et Jean n'était pas rentré de la nuit. Ce n'était pas dans ses habitudes.

Il était parti la veille au soir avec deux copains, eux aussi en moto. En général, il rentrait vers deux ou trois heures du matin, mais pas plus tard. Il ne passait jamais toute la nuit dehors sans nous prévenir. Vers cinq heures du matin, j'ai eu une sorte de mauvais pressentiment qui m'a réveillée. Je suis allée boire un verre d'eau pour me détendre un peu et j'ai ouvert la porte de la cuisine qui donne dans le garage pour voir s'il était rentré. Sa moto n'était pas là. J'ai essayé de me raisonner en me disant qu'il était en âge de finir sa nuit quelque part dans les bras d'une fille rencontrée en boite, mais je n'étais pas tranquille quand même. Je suis repartie me coucher et après avoir tourné et retourné un bon moment dans mon lit, j'ai quand même fini par me rendormir jusqu'à ce que les gendarmes sonnent à ma porte et que mon mari aille les accueillir. Quand je suis arrivée à mon tour devant eux, je me demande comment j'ai pu trouver la force de ne pas m'évanouir et de rester sur mes deux jambes. Mon mari ne bougeait plus. Il était accroupi. Il se tenait la poitrine. Il avait la bouche ouverte et pourtant aucun son ne sortait. On aurait dit qu'il poussait un énorme cri muet. Les gendarmes non plus ne savaient plus quoi dire ou quoi faire. Ils étaient là devant lui, livides, les bras ballants comme deux statues de cire, submergés par une émotion qui semblait insurmontable. Ils fixaient mon mari des yeux, hypnotisés par cette vision d'horrible douleur. Ils n'ont même pas eu un regard vers moi qui descendais l'escalier pour les rejoindre. Je me souviens avoir crié vers eux plusieurs fois : « qu'est-ce qu'il y a, qu'est-ce qu'il y a ? » sans obtenir la moindre réponse de personne. Je posais cette question, mais en même temps, je savais bien au fond de moi ce qui s'était passé et que Jean était mort. Je le savais. Ensuite, je suis incapable de raconter ce qu'il s'est exactement passé. Il parait que j'ai tout cassé dans la maison. Je me suis réveillée dans une chambre d'hôpital et j'ai appris que l'on m'avait fait faire une cure de sommeil de plusieurs jours. Je suis rentrée chez nous quelques semaines plus tard. Au début, mon mari et moi, nous étions très entourés par mes parents, mes beaux-parents, mes amis. Puis, petit à petit, tout ce petit monde s'est retiré de notre vie et nous nous sommes retrouvés seuls. Notre maison n'est pas bien grande mais elle était pourtant devenue bien trop grande pour nous deux. On tournait là-dedans comme deux vieux poissons dans un bocal. Notre vie n'avait plus aucun sens. Alors nous avons programmé notre propre disparition. Tout était organisé pour quitter ce monde de souffrance la nuit de l'anniversaire de la mort de notre fils unique, jour pour jour, ou plutôt nuit pour nuit. Mon mari avait stocké suffisamment de médicaments pour les nerfs pour nous intoxiquer tous les deux : huit boites, quatre pour chacun. Il avait fait une mixture en pilant tous les comprimés. Nous avions aussi décidé de laisser le gaz allumé pour ne nous laisser aucune chance de survie. À cette époque, plus personne ne venait nous voir et il aurait été bien surprenant de recevoir une visite dans la nuit ou même au petit matin. Nous avions donc toute la nuit pour agir et même davantage. Or, la veille de notre départ programmé, un ami est venu nous chercher pour nous faire assister à une séance de médium en salle. Il se fit tellement insistant que nous l'avons suivi en amenant avec nous une photo de Jean comme il nous le demandait. À l'époque, mon mari et moi, nous ne croyions pas aux capacités des médiums. Nous pensions qu'ils étaient tous des charlatans qui piégeaient les gogos. Je peux vous dire cher docteur, que depuis ce fameux jour, notre avis sur ce point a changé du tout au tout. Vous avez tout à fait raison de les défendre en restant prudent vis-à-vis des imposteurs qui existent aussi malheureusement. C'est vrai que si notre ami n'avait pas insisté pour qu'on vienne avec lui ce jour là, ni M. ni moi ne serions de ce monde aujourd'hui.

Quand nous sommes arrivés dans la salle qui était bondée de monde, nous avons fait comme la plupart des personnes qui étaient là. Nous avons mis la photo de Jean sur la table au milieu de dizaines d'autres. On ne savait pas du tout comment les choses allaient se passer étant donné que nous n'avions jamais mis les pieds dans ce genre d'endroit. Nous avons eu une première surprise quand le médium Henry Vignaud est arrivé. La première photo qu'il a prise dans ses mains était celle de Jean. Il a dit « c'est pour qui ça ? » et notre ami a répondu à notre place « c'est pour eux ! » en nous montrant du doigt. Henry Vignaud nous a regardés longuement en plissant ses yeux, puis il a mis la photo sur son front et a plissé encore plus fort ses yeux. Il y avait plusieurs centaines de personnes dans la salle et pourtant on aurait entendu une mouche voler. Ensuite il nous a de nouveau regardés et son visage s'est détendu. Il s'est mis à sourire. Il nous a dit que notre fils lui parlait à l'oreille. Il a ressenti une douleur à la tête qui lui faisait dire que notre fils avait reçu un coup violent sur le crane et qu'il était mort de ça. Il a ensuite parlé d'un accident et a rapidement visualisé un accident de moto. M. me serrait de plus en plus fort la main au fur et à mesure que les informations arrivaient. Je site de mémoire les propos d'Henry Vignaud. Des propos bouleversants qui nous ont sauvé la vie :

« Papa, maman, ne soyez pas tristes. Je suis bien ici. Merci pour les fleurs ». Nous avions effectivement déposé un énorme bouquet de fleurs sur sa tombe avant la date d'anniversaire de sa mort puisque notre projet nous interdisait de faire autrement.

« Vous allez trop souvent au cimetière, c'est pas la peine, vous y allez trop ». Nous y allions au minimum quatre fois par semaine.

« Votre fils me dit à l'oreille qu'il pense souvent à une fille dont le prénom commence par un « N » ou un « M », j'entends « Nini » ou « Mimi », quelque chose comme ça… » Or, Nicole était la meilleure amie de mon fils et il l'appelait Nini, sa petite Nini. Elle ne s'est jamais vraiment remise de sa disparition. Mon mari et moi étions déjà très émus, mais le meilleur restait à venir.

« Votre fils me dit comme ça : j'ai pas eu le temps de finir ma toile. Il peignait votre fils ? » Oui et c'était même sa passion favorite.

« Je vois des aquarelles. Il me montre des aquarelles. Il y en a vraiment beaucoup. Il me montre tout ça. Il faisait des aquarelles votre fils ? » Oui, il ne peignait **que** *des aquarelles !*

« Je vois en particulier une aquarelle de paysage maritime, il y a des bateaux, des voiliers plus exactement et il me dit que c'est ce tableau là qu'il n'a pas eu le temps de finir. » Or, dans sa chambre, il y a un chevalet et sur ce chevalet il y a une toile inachevée que nous n'avions pas osé toucher. Cette toile est une aquarelle avec des voiliers dont les voilures ne sont pas encore peintes !

Comprenez docteur qu'il est pour nous maintenant évident que notre fils est bien présent de l'autre côté. Nous avons reçu depuis de nombreux signes de sa présence qu'il serait trop long de vous exposer dans cette lettre qui est déjà bien longue mais on peut vous dire que le premier signe de Jean nous est parvenu par l'intermédiaire d'Henry Vignaud et il est certain que sans cette rencontre avec ce médium ce jour là, nous serions déjà morts depuis longtemps.

J'ai appelé M. et C. pour leur demander l'autorisation de publier leur expérience remplie d'espoir. Ils ont accepté de bonne grâce à condition de rester anonymes en raison de leur projet avec une bouteille de gaz qui aurait pu faire exploser leur maison en même temps que d'éventuels sauveteurs.

CHAPITRE 32
Médiumnité et télépathie

Lorsque, comme dans le cas que nous venons de voir, le médium est capable de donner des signes de reconnaissance aussi précis que le prénom d'une amie du défunt ou l'existence d'une aquarelle inachevée représentant des voiliers, on peut légitimement se demander si l'information n'a pas été transmise par un processus télépathique issu des cerveaux des consultants. En ce cas Henry Vignaud aurait puisé ses sources dans les pensées ou l'inconscient du couple L.. Oui mais voilà, cette explication ne tient pas car il existe des cas où l'interlocuteur ignore totalement l'information donnée par le médium et ne peut la vérifier qu'après sa formulation.

Par exemple, le 21 mai 2007, J. H. dut fouiller dans son sac à main lors d'une séance médiumnique publique pour trouver l'objet désigné par le médium.

Il m'a fortement impressionnée quand il s'est adressé à moi. Il m'a transmis un message qui était le suivant : « Cette dame a une prière, elle doit la lire. Elle a mis un marque-page dans son livre. Qu'elle lise cette prière et elle comprendra! » Aussitôt, j'ouvre mon sac et sort un livre de la miséricorde divine et à la page précisément de la prière, il y avait un marque-page! Inutile de vous décrire ma stupéfaction!

°°°

Marie Christine Compère ne se souvenait pas que son défunt mari possédât une camionnette couleur blanc cassé et le médium dut beaucoup insister pour le lui rappeler. Le médium, ou plutôt l'entité qui le sollicitait...

Mon mari Roland me parlait encore par l'intermédiaire de Jean Marie Le Gall. Il me dit : « Je n'avais que des problèmes avec ce véhicule, avec le starter, avec les freins surtout ». Roland décrit même la couleur de ce J7 : blanc cassé! Et là, j'avoue que j'ai soudainement un problème de mémoire causé aussi par une grande émotion. Tout cela est si loin et il s'est passé tant de choses depuis dans ma vie! Au moment de son décès j'étais jeune, à peine trente-cinq ans. Je dis à Jean-Marie que je me souvenais bien d'une camionnette jaune pâle mais pas d'un J7 blanc cassé. Jean-Marie me dit alors : « Non, pas une camionnette jaune pâle, un J7 blanc cassé, et Roland insiste bien là-dessus ». Et c'est à ce moment-là que tout me revient vraiment et je me souviens tout à coup que Roland avait bien un J7 blanc cassé!

°°°

Christine Ducos reste encore abasourdie des informations données lors d'une consultation médiumnique. Son grand-père défunt lui donna lors de ce contact des détails qu'elle ignorait et qu'elle put vérifier par la suite sur un album photo.

En rentrant à la maison je suis allée feuilleter un album photo qui avait appartenu à ma grand-mère et il y avait bien un cerisier sur lequel on avait fabriqué une balançoire et un cheval à bascule, toutes ces choses dont le médium m'avait parlé !

°°°

Georges Tussing a perdu en 2006 son épouse Martine à la suite d'un cancer foudroyant. D'abord très sceptique sur la réalité des contacts médiumniques, encouragé par des amis, il accepte malgré tout de participer à une séance publique organisée autour du célèbre médium Henry Vignaud. Il raconte très honnêtement ce qu'il a vécu ce jour-là.

Henry Vignaud avait demandé aux personnes de l'assistance de déposer une photo de leurs proches disparus sur une table et il y en avait beaucoup éparpillées devant lui. À moment donné, il saisit la photographie de Martine et la passa plusieurs fois sur son front. Il annonça ensuite apercevoir une personne désincarnée qui s'approchait de lui. L'angoisse montait. « Elle a une sorte de foulard sur la tête », ajouta-t-il, « qu'elle enlève par la suite, ce qui laisse apparaître des cheveux roux, elle est décédée assez jeune d'une longue maladie, à qui appartient cette photo ? »

Je levai la main, en ayant les larmes aux yeux, mais les secondes d'émotion passées, mon sens critique reprit rapidement le dessus. Je lui rétorquai avec une certaine véhémence qu'il n'était pas utile de se prétendre médium pour me préciser cela car il suffisait d'observer la photo que je lui avais donnée pour s'apercevoir que mon épouse était atteinte d'un cancer ! Ma réflexion acerbe suscita un brouhaha dans la salle mais ne déstabilisa pas Henry Vignaud qui me répondit d'une voix sereine que Martine lui faisait dire : « Calme-toi petit homme ! » Ceci m'interpella énormément car c'était toujours cette phrase qu'elle prononçait lorsque je m'enflammai sur certains sujets. Je dois avouer que devant un tel détail, je dus m'incliner. Le médium rapporta d'autres événements bouleversants, notamment le moment où mon épouse hospitalisée me prit la main pour me dire : « Je sais qu'un jour il faut partir, mais j'ai le sentiment que c'est trop vite passé ». De tels propos aussi précis ne peuvent s'inventer ! Pour bien montrer la réalité du contact, Henry Vignaud décrivit ensuite des objets décoratifs qui se trouvent à mon domicile et que lui désignait mon épouse. J'étais conquis.

Au cours de ce contact, le médium me demanda si Martine s'était intéressée à la philosophie bouddhiste car il la voyait entourée de prières. Je lui répondis que non, qu'il se trompait, que mon épouse ne s'était jamais intéressée au bouddhisme. Il me répondit, toujours très calme : « Ne cherchez pas, vous trouverez ». Effectivement, la réponse me fut donnée quelques jours après, lorsque je reçus un appel téléphonique de mon neveu Théo qui est artiste peintre à Paris et dont je n'avais plus de nouvelles depuis plusieurs semaines. Au cours de la conversation, il me dit qu'il avait inscrit le nom de Martine sur un papyrus de prières bouddhistes !

°°°

Les exemples de ce type sont abondants et il serait bien fastidieux de les répertorier tous ici.

Nous avons vu que les informations médiumniques ne peuvent venir d'une série de coïncidences comme le pensent certains détracteurs ; les détails évoqués sont en effet trop précis et trop nombreux pour envisager sérieusement une pareille hypothèse. D'autre part, étant donné qu'un phénomène télépathique entre le médium et son consultant semble, comme nous venons de le prouver, également exclu et que la source de ces informations doit bien exister quelque part, quoi de plus logique que de considérer le médium comme un formidable canal connecté avec une dimension que l'on peut appeler l'au-delà ?

CHAPITRE 33
Médiumnité et diagnostics médicaux

Une banque de données intemporelles

Si on admet que les capacités médiumniques permettent d'être connecté à un univers où le temps n'existe pas, on peut alors comprendre qu'un médium puisse donner des informations rétro cognitives (venant du passé) ou pré cognitives (venant du futur). Il semblerait aussi que les informations reçues soient visuelles (clairvoyance), auditives (clairaudiance) ou mentales (télépathie), la source de ces informations étant, selon les affirmations des différents médiums que j'ai interrogés, des guides spirituels ou des entités désincarnés désirant communiquer des messages à des proches (famille ou amis).

En acceptant la réalité du phénomène médiumnique, on peut concevoir qu'il soit possible d'anticiper le dérèglement d'un organe précis, la survenue d'une maladie ou même d'un décès (faculté pré cognitive) bien avant l'échéance.

Il semblerait également que certains médiums soient en mesure de communiquer par télépathie avec des comateux. J'ai donné dans ce livre et dans mes ouvrages précédents des témoignages documentés de personnes qui, sans avoir la moindre médiumnité avérée, furent capables de telles prouesses. On peut donc imaginer que les médiums particulièrement doués pour les perceptions extrasensorielles soient favorisés pour entreprendre de telles communications.

Compte tenu de tous ces éléments, il serait donc fort intéressant de mener une étude rationnelle et sans parti pris pour évaluer la réalité des capacités médiumniques. Capacités qui nous seraient d'un grand secours en médecine pour anticiper ou conforter un diagnostic médical, comprendre les origines d'une maladie et aussi pour pouvoir communiquer avec les comateux. À mon petit niveau, j'ai souhaité réaliser cette étude en réanimation avec les comateux mais j'ai été rapidement confronté à un mur d'incompréhension. Il semblerait qu'en France les facultés médiumniques soient mieux perçues par la police que par le corps médical. La coopération est plus facile chez « les bleus » que chez « les blancs ».

Allison Dubois est médium et collabore avec la police, le FBI et le bureau du procureur d'Arizona aux États-Unis. Ses visions et ses rêves aident à résoudre des crimes et à retrouver des personnes disparues. Ces capacités hors du commun ont inspiré la fameuse série télévisée *Médium* qui rencontre un succès mondial. En France, de nombreuses Allison Dubois travaillent dans l'ombre en collaborant avec la police. Personne n'ose vraiment en parler de façon claire et ouverte mais peu de monde l'ignore.

Je reste persuadé que les capacités médiumniques seront un jour utilisées par le corps médical car les mentalités s'ouvrent de plus en plus. Il nous manque simplement un tout petit peu de maturité et surtout, oui surtout, beaucoup d'humilité pour rendre la chose possible.

Les chats médiums

Dans mon livre « L'après-vie existe » (CLC, 2006), j'évoque les souvenirs de mon oncle Gaston qui pensait que les nombreux chats qui vivaient dans sa petite maison étaient capables d'anticiper les décès de ses visiteurs. Il avait remarqué que les bestioles qui tournoyaient sans raison en ronronnant autour des jambes des convives n'étaient pas d'un bon présage. Les malheureux ainsi désignés ne restaient pas bien longtemps en vie. Tonton Gaston appelait ça « la ronde des chats »

Le Dr David Dosa, spécialiste en soins palliatifs qui exerce ces talents au centre hospitalier de Providence dans l'État de Rhode Island a fait la même constatation que mon oncle avec un chat répondant au doux nom d'Oscar. Son étude du désormais célèbre matou médium a fait l'objet d'un article publié dans le prestigieux *New England Journal of Medecine* et d'un livre remarquable par son originalité traduit dans sa version française par *Un chat médium nommé Oscar* (Presse du Chatelet, 2010). En fait, ce médecin a fait une enquête de plusieurs années dans son service américain de soins palliatifs sur le comportement d'Oscar dans son rôle de vigie de la mort. Pour humaniser les lieux, le Dr David Dosa dispose dans son établissement de six chats dont le fameux Oscar. Le petit animal est très apprécié par les malades et leurs familles mais le personnel soignant qui a l'habitude de ses prouesses observe consciencieusement son comportement qui annonce sans aucune défaillance les départs des patients pour un monde meilleur. Oscar est différent des autres chats, il commence deux à trois semaines avant la mort du malade par des visites qui se rapprochent et finit sur le lit du patient seulement quelques heures avant qu'il ne meure. Il ne se trompe jamais. Le Dr Dosa évoque dans ces recherches l'hypothèse d'une odeur corporelle spécifique émise quelque temps avant la mort. Mais dans ce cas, pourquoi Oscar serait-il le seul chat capable de percevoir cette émission olfactive et pourquoi s'incrusterait-il dans la chambre d'un patient transporté dans un hôpital voisin au moment de sa mort ? Mystère. Sauf si on accepte l'idée qu'Oscar puisse bien être un chat médium…

CHAPITRE 34
Médiumnité et EMP

Dans les récits de ceux qui ont vécu une expérience de mort provisoire, on retrouve très souvent des témoignages de capacités médiumniques. Au cours de leurs aventures de mort clinique, les sujets reçoivent des informations émergeant d'un passé oublié et ont également la possibilité de deviner ce qui va leur arriver. Tout comme les médiums en état de clairvoyance, ils ont aussi parfois la possibilité de visualiser des entités venant les visiter pour leur donner des conseils dans une sorte de dialogue télépathique.

En comparant les ressentis des expérienceurs et ceux des médiums, on trouve donc de surprenantes analogies. Si on étudie sans idée préconçue le phénomène, on est en droit de penser que l'indicible dimension perceptible dans ces deux états de conscience modifiés – l'état médiumnique et la mort clinique – est bien la même, à savoir une dimension où le temps et l'espace n'ont aucune espèce d'importance. Nous avons bien du mal à comprendre cela car dans notre monde tout se réfère à ces repères incontournables ; sans eux, tout devient incompréhensible et presque absurde.

Le Dr Samson est médecin généraliste. Victime d'un terrible accident du voiture en 1988, il connut une expérience classique de décorporation, de vision de tunnel accompagné d'un bien-être extraordinaire rencontré dans une lumière d'Amour. Il décrit parfaitement ce moment vécu juste après que le camion heurte son véhicule : *Au moment du choc, j'ai perdu mes lunettes et, alors que projeté dans les airs j'avais la tête orientée vers le bas, je me suis dit : c'est idiot, tu ne verras rien car tu es myope ! J'ai ensuite ressenti un souffle tel un express passant à pleine vitesse sur le bord d'un quai de gare. Puis ensuite, une très forte, une fulgurante accélération. À partir de cet instant, j'étais dans un noir absolu. Tout mon corps baignait dans un souffle immatériel, doux, sans chaleur, sans froideur, sans douleur. J'étais dans une profonde béatitude. Je baignais dans un silence que je qualifierai de vibratoire fait de fréquences très graves proches de l'infrason et d'une vibration plus ténue sans être aiguë, sans être agressive. J'étais bien, très bien même. Dans un bonheur d'une intensité inégalée, incomparable, jamais connue ou rencontrée sur terre. Les fréquences très aiguës se rapprochaient des voies d'anges, des voies célestes, le tout extrêmement harmonieux. Tout ceci a duré une seconde, une minute, un siècle, je ne pourrais le dire. Au moment de la réintégration dans le corps, j'ai ressenti comme une aspiration, une sensation de rentrer dans quelque chose pouvant être décrit comme lorsqu'on enfile un gant un peu trop étroit, un peu trop juste.*

Lors de l'apogée de son expérience, mon confrère reçoit des informations médiumniques sur son passé mais aussi sur son avenir :

J'avais l'impression que mon cerveau avait atteint une prodigieuse capacité d'analyse. Tous mes apprentissages depuis mon enfance, depuis l'âge de trois ans sont repassés en séquences d'analyses pour concourir à la seule attitude permettant ma survie. Un sentiment de plénitude m'a envahi comme si on me parlait ; mais ce n'étaient pas des paroles, c'était une sorte d'envahissement de confiance; « on » me recommandait de ne pas avoir peur en m'assurant que je remarcherai sans canne au mois de mai. Ensuite, sans m'en donner la raison précise, « on » me demandait de refuser mon orientation de carrière car il y avait une notion de danger qu'il fallait que j'évite. Et tout cela s'est révélé exact quatre mois plus tard.

À un autre moment, dans une clarté au bout d'un tunnel noir, le Dr Samson rencontre trois entités venues l'aider :

J'ai perçu comme une aide faite de bonté, une sorte de volonté commune pour m'apporter de l'aide. Cette aide m'était donnée par trois personnes : ma grand-mère maternelle, une amie décédée quelques mois auparavant et un prêtre. J'ai vécu alors un jugement dans une infinie clarté. Rien ne me jugeait si ce n'était moi-même. J'avais l'impression de ne pas être assez lumineux par rapport à cette grande clarté non aveuglante que j'ai ressentie comme étant l'Amour.

Conclusion

La médecine telle que nous la pratiquons en milieu hospitalier fait une totale abstraction de l'existence de l'esprit, de la puissance de la prière, de l'expérience transcendante et de la médiumnité qui sont les principaux thèmes développés dans ce livre.

Ces quatre sujets nous relient à un univers que l'on peut désormais nommer « l'au-delà » sans avoir à en rougir. Ces phénomènes sont dérangeants car inexpliqués. Inexpliqués et donc niés par la grande majorité des scientifiques. La médecine est une science et à ce titre elle se place dans une idéologie dominante qui impose l'explication avant l'acceptation. Le schéma est toujours le même.

Le médecin occidental formaté par de longues études universitaires ne supporte pas qu'une thérapie différente de la sienne, et qu'il ne comprend pas, puisse contribuer à améliorer la santé d'un patient. Et il ne tolère pas davantage d'intégrer un modèle de fonctionnement physiologique non appris sur les bancs de la faculté. Le jour ou un professeur de médecine évoquera dans ses cours la théorie du « cerveau émetteur-récepteur de consciences délocalisées » développée à la fin de ce livre, alors, les futurs médecins intégreront sans doute dans leurs connaissances l'existence de la télépathie, de la prière, de la médiumnité et de la conscience résiduelle subsistant à l'arrêt du fonctionnement cérébral.

Il serait tout aussi absurde de nier l'effet placebo que la réalité des intuitions, l'existence de l'esprit ou encore celle de la médiumnité, bien qu'il n'existe à ce jour aucune explication rationnelle, admise et enseignée à tous ces phénomènes. L'explication et donc l'acceptation ne sont pas pour demain car, loi des marchés oblige, les publications médicales sont préférentiellement orientées sur les recherches appliquées abreuvant les moulins des laboratoires pharmaceutiques que sur les recherches fondamentales qui n'ont aucun impact commercial.

Les preuves de l'existence de toutes ces choses incompréhensibles sont déjà là mais elles sont volontairement ignorées, écartées, méprisées, marginalisées, voire moquées ou ridiculisées. Tous les moyens sont bons pour détourner l'inexplicable ! Prenons par exemple un thème qui m'est cher: celui de la vie après la vie. Bien que nous ayons d'ores et déjà les preuves scientifiques qu'une forme de conscience ultra-performante existe après la mort clinique, la communauté scientifique n'admet toujours pas cette réalité difficilement contestable compte tenu des millions de personnes qui ont vécu l'événement. Il y a fort à parier que si l'expérience des cibles cachées placées au-dessus des sujets en arrêt cardiaque fonctionne, cette preuve supplémentaire ne modifiera pas d'un millimètre la position figée des scientifiques qui assimilent la mort au néant absolu. Et ceci pour une seule et unique raison : la pensée matérialiste occidentale n'est pas encore prête à valider cette information révolutionnaire qui prouve que le cerveau n'est pas une machine biologique qui fabrique de la conscience.

Néanmoins, nous sommes à un tournant décisif de l'histoire de l'humanité. Des signaux forts s'allument aux différents endroits stratégiques de notre planète pour nous signifier que le monde matériel dans lequel nous évoluons est sur le point de s'effondrer, pour faire place à un monde plus tolérant, plus aimant, plus… spirituel.

L'acceptation de la réalité de l'au-delà par la science et la médecine contribuera grandement à cette évolution culturelle.

Un jour viendra où la médecine ne sera plus face à l'au-delà mais à ses côtés. Alors, les médecins travailleront en intégrant la réalité d'un monde invisible pour le plus grand bien des malades.

Mais avant ce moment, il n'est peut-être pas nécessaire de tout attendre de la science pour valider l'existence de l'au-delà. Il suffit parfois de se fier à ses intuitions et à ses ressentis pour comprendre et accepter sans avoir la moindre explication rationnelle à donner.

Conscience sans science n'est pas obligatoirement ruine de l'âme.

Bien au contraire.

Bibliographie

ALLIX S., *La mort n'est pas une terre étrangère,* Albin Michel, 2009.

ALLIX S., BERNSTEIN P., *Manuel clinique des expériences extraordinaires,* Inter Éditions, 2009.

ARJAVA F., LUBECK W., *Reiki. Les plus belles techniques : des outils merveilleux de guérison aux trois degrés du Reiki,* Guy Trédaniel, 2004.

BARBE C., *Signes de survivances : des familles en deuil témoignent,* Kymzo, 2009.

BEAUREGARD M., CHARBONIER J.-J., DETHIOLLAZ S., JOURDAN J.-P., MERCIER E.S., MOODY R., PARNIA S., VAN EERSEL P., VAN LOMMEL P., *Actes du colloque de Martigues du 17 juin 2006. Premières rencontres internationales sur l'Expérience de Mort Imminente,* S17 Productions, 2007.

BEAUREGARD M., O'LEARY D., *Du cerveau à Dieu,* Guy Trédaniel, 2008.

BECQUET S., *Journal d'un médecin généraliste,* Le Cherche Midi, 2009.

BOHM D., *La plénitude de l'univers,* Le Rocher, 1987.

BOUTBOUL S., *Développez vos facultés psychiques et spirituelles,* Exergue, 2007.

BOYLE TAYLOR J., *Voyage au-delà de mon cerveau,* J'ai lu, 2009.

BRUNE F., *Les morts nous parlent,* Philippe Lebaud, 2002 ; *Les morts nous parlent,* nouvelle édition, Tome 2, Oxus, 2006.

CANDIDO XAVIER F., LUIZ A., *La Vie dans le Monde Spirituel,* Conseil Spirite International, 2005 ; *Missionnaires de la Lumière,* Conseil Spirite International, 2005 ; *Ouvriers de la Vie Éternelle,* Conseil Spirite International, 2006.

CHARBONIER J.-J., *L'après vie existe,* C.L.C., 2006 ; *Les preuves scientifiques d'une Vie après la vie,* Exergue, 2008 ; *Histoires incroyables d'un anesthésiste réanimateur,* Le Cherche Midi, 2010.

CHOPRA D., *La vie après la mort,* Guy Trédaniel, 2007.

CHRISTOFF K., GORDONA M., SMALLWOOD J., SMITH R., SCHOOLER J.W., *Experience sampling during f MRI reveals default network and executive system contributions to mind wandering. Proceedings of the National Academy of Sciences of the United States of America,* March 27, 2009.
COELHO P., *Comme le fleuve qui coule,* Flammarion, 2006.
DE HENNEZEL M., *La mort intime.* éd Robert Laffont Pocket, 2002.
DE HENNEZEL M., VERGLEY B., *Une vie pour se mettre au monde,* Carnets nord, 2010.
DON RUIZ M., *La voix de la connaissance. Un guide pratique vers la paix intérieure,* Guy Trédaniel (Poche), 2009.
DOSA D., *Un chat nommé Oscar,* Presse du Chatelet, 2010.
DUBOIS A., *Nos proches ne meurent jamais,* J'ai Lu, 2010.
DUTHEIL R. et B., *L'homme superlumineux,* Sand, Paris, 1990 ; *La médecine superlumineuse,* Sand, Paris, 1992.
ELSAESSER VALARINO E., *Le pays d'Ange,* Les Presses du Midi, 2008.
EMMANUELLE S., *Confession d'une religieuse,* Flammarion, 2008.
EMOTO M., *Le miracle de l'eau,* Guy Trédaniel, 2008 ; *Regarde en toi,* Guy Trédaniel, 2007.
FOURNEL J., *Mon cœur guéri et mon âme retrouvée,* Thula, 2010.
GIRARD J.-P., *Manuel de parapsychologie appliquée,* Alphée, 2009.
GROF S., *L'ultime voyage,* Guy Trédaniel, 2009.
HELL B., *Possessions et chamanisme : les Maîtres du désordre,* Flammarion, 1999.
JANSSEN T., *La maladie a-t-elle un sens ? Enquête au-delà des croyances,* Fayard, 2008.
JUNG C.G., *Les Racines de la conscience,* Buchet-Chastel, 1971.
KARDEC A., *Le Livre des esprits,* Dervy, 2002.
KÜBLER-ROSS E., *La Mort est un nouveau soleil,* Pocket, 2002.
LASZLO E., *Science et Champ Akashique,* Ariane, 2005.
LE GALL J.M., *Contacts avec l'au-delà : un médium témoigne,* Lanore, 2006.
LEPELTIER T., *Univers parallèles,* Seuil, 2010.
LESHAN L., *The Medium, the Mystic and the Physistic : Towards a Theory of the Paranormal,* Helios Press, New York, 2003.
LINES Y., *Quand l'Au-delà se dévoile,* J.M.G., 2006.
MAURER D., *Les expériences de mort imminente,* du Rocher, 2005.
METOUI L., SALOME J., *Aimer l'amour,* Guy Trédaniel, 2010.
MC TAGGART L., *La Science de l'intention,* Ariane, 2008.
MOODY R., *La vie après la vie,* Robert Laffont, 1977 ; *Nouvelles révélations sur la vie après la vie,* Presse du Châtelet, 2001.
MORSE M., *La Divine Connexion,* Le Jardin des Livres, 2002 ; *Le Contact Divin,* Le Jardin des Livres, 2005.
MORZELLE J., *Tout commence… après. Mes rencontres avec l'au-delà,* C.L.C., 2007.

PARNIA S., WALLER D.G., YEATES R., FENWICK P., *A qualitative and quantitative study of the incidence, features and etiology of Near-Death experiences in cardiac arrest survivors. Resuscitation* 48, 2001.
PERRIOT F., MICHEL R., MONTAGNER J., *Enquêtes sur les guérisons parallèles,* Le pré aux clercs Pocket, 2007.
RAUZY D., *L'éveil des nouveaux chamans : une approche holistique de la vie,* Guy Trédaniel, 2008.
RAWLINGS M., *Derrière les portes de la lumière,* Le Jardin des Livres, 2006.
RING K., *En route vers omega,* Robert Laffont, 1991.
RING K., ELSAESSER-VALARINO E., *Lessons from the Light.* Perseus Books, Reading Mass. USA, 1998.
RING K., COOPER S., JAMES W., *Mind sigh : Near-Death and Out-of-body Experiences in the Blind.* Center for Consciousness Studies. Institute of Transpersonal Psychology, Palo Alto, USA, 1999.
SHELDRAKE R., *Une nouvelle science de la vie,* du Rocher, 2003.
SIMON S., *La Science à l'épreuve du paranormal,* Alphée, 2010.
STAUB H., *Les énergies vibratoires et le mystère de la vie,* du Rocher, 2003.
VAN CAUWELEART D., *Un aller simple,* France Loisir, 1995 ; *La vie interdite,* LGF-Livre de Poche, 1999 ; *La maison des lumières,* Albin Michel, 2009.
VAN EERSEL P., *Réapprivoiser la mort,* Albin Michel, 1997.
VERMEULEN D., *NDE et expériences mystiques d'hier et d'aujourd'hui,* Le Temps Présent, 2007.
VON FOERSTER H., *Le rêve de la réalité : Heinz Von Foerster et le constructisme,* Seuil, 1990.
WALSCH N.D., *Conversation avec Dieu,* Guy Trédaniel, 2006.
WEISS B.L., *Nos vies antérieures, une thérapie pour demain,* J'ai lu, 2007.
WERBER B., *Les thanatonautes,* LGF - Livre de Poche, 1996.
ZAFIRIAN E., *La force de guérir,* Odile Jacob, 2001.

Achevé d'imprimer en novembre 2017
sur les presses de la Nouvelle Imprimerie Laballery
58500 Clamecy
Dépôt légal : mars 2015
N° d'impression : 711107

Imprimé en France

La Nouvelle Imprimerie Laballery est titulaire de la marque Imprim'Vert®